get it 轻知

赢在发育期

孩子不肥胖、个子高、体态好

杨 晨◎著

U0242229

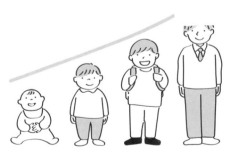

中国轻工业出版社

推荐序 1
让父母不再为
孩子的成长焦虑

在台湾，说到儿童成长门诊，相信许多人都知道杨晨医师。杨医师的门诊，往往是一号难求，她的热情与专业，在业界与病患间口碑相传。专攻儿童生长发育、小儿遗传、小儿新陈代谢内分泌医学等多个领域的她，总能给予专业又易懂的建议，精确评估孩子的状况，从身高、体重到整个成长过程，她都会严谨审视。

本书内容与我关注的健康成长议题十分吻合。如今，孩子的养育与之前大不相同，环境不同了、科技进步了、诱惑变多了，不可能像以前一样"随意养，随性长"，关注的细节更多，花的心力也更多。因此成为新手父母后，要做足功课，为孩子的成长打好基础。

杨医师的出书理念我十分欣赏："希望这本书使家长不再为孩子的成长焦虑"。

在孩子的成长道路上，相信每个新手父母都需要有专业医师的陪伴，给予最及时的建议，不错过孩子的黄金发育期。

本书将看似复杂的儿童成长照护分成八个部分来讲，从了解孩子的状态开始，教父母懂得"看曲线""算数值"；再通过了解"为什么长不好""性早熟"等，让父母理解孩子"长不好"的原因；最后着重从"生长时机""运动""饮食""睡眠""姿势"方面，实际教父母和孩子如何做，内容专业权威又非常实用。

　　在此，诚挚推荐杨医师的这本大作，让父母不再为孩子的成长焦虑，让孩子"体重适中，长到遗传最高值"。

台湾全联福利中心董事长

林敏雄

推荐序 2

及早应对发育问题，
让孩子健康成长

在现今生育率低且普遍晚婚的情况下，每个孩子都是父母的掌上珍宝，父母耗尽心力，就是为了让孩子的成长过程尽可能顺遂完美；随着社会受教育程度普遍提高，现代父母已非仅仅满足孩子吃饱穿暖的最底层需求；除了关注孩子的教育和成长环境，现代父母还期待自己的孩子能够长得高、体态好。这些都是现代年轻父母们所面临的课题啊！

在医学发展更为精细的趋势下，儿童成长、遗传医学得到越来越多的关注。现代父母十分重视孩子的生理发育。杨晨医师多年来专注于儿童生长发育、小儿遗传及小儿新陈代谢内分泌医学的研究，带着孩子前来向杨晨医师求诊的父母数不胜数，足见其在这个领域的专业性。杨晨医师汇整多年研究及临床经验推出的新作，相信一定能为现代父母们提供关于儿童成长问题的诸多解答。

本书分为八个部分，从了解儿童的"生长曲线"切入，论及儿童成长过程中"长不好"的各种因素，再手把手教父母如何使孩子养成良好的运动、饮食及睡眠等生活习惯。阅读此书，现代父母能够获得正确的儿童生长发育概念。孩子的成长只有一次，作为父母，除了满足孩子基本的生活需求，我们更应重视孩子的发育进度，给予充分的陪伴，及早应对发育期间可能遇到的各种问题，这样才能让孩子健康愉快地成长，让我们的下一代青出于蓝。

台北医学大学附属医院院长

邱仲峯

推荐序 3

专注小儿遗传，助力儿童成长

八年前，我担任台北医学大学附属医院院长时，杨医师是医院小儿遗传/新陈代谢/内分泌科主治医师，她的号很难挂，医院常常接到挂不到号的家长的投诉。且在每周六下午，我总会看到一大群年轻家长与活蹦乱跳的小朋友，他们在杨医师的诊室外排着队，耐心等候杨医师的接诊。在医院规模不大的儿科中，有这样优秀的医师专注于儿童成长领域，我感到十分欣慰。多年来，她帮助许多海内外年轻父母解决了各种有关儿童成长的疑难杂症，已经成为医院的特色招牌。

书中清楚地指出孩子长得好不好，八分靠遗传，二分靠努力，"一算就知道"。"儿童生长发育量表"是临床治疗的核心，整体治疗方案会依据"生长曲线百分位图"来制订，还需要进行许多数据的收集，包括身高、体重、头围、骨龄等，这些数据只有长期记录，才能成为有意义的个人化资料图表，来测评孩子的生长状态与治疗成效。在医院信息系统尚未全面升级转型时，杨医师就自己承担费用将这些量表数字化，这样就可以对数据进行更完整的记录与更精准的分析预测。凭借个人多年的经验，利用先进的治疗手段，杨医师总能在对的时间点，为孩子提供对的治疗，使孩子成长得更好。

担任台北医学大学附属医院院长期间，我就十分佩服杨医师，她十分专业，又乐于奉献，在任职期满后，也仍然愿意为医院无私付出。而杨医师的另一半刘永恒医师，是我当年在林口长庚医院外伤急重症中心一起打拼的"战友"，一直很照顾我。因此，当接到杨医师推荐序邀约时，于公于私，我都很乐意接受，且深感荣幸。

经过不断努力，在台湾小儿遗传领域，杨晨医师已经从先行者成为领航者。如今，杨医师仍不忘初心，将多年看诊经验集结成册，出版这本新书。相信现在正在阅读此书，身为新手父母的你，一定会有满满的收获！

台北医学大学董事长 / 客座教授 / 附属医院顾问医师

陈瑞杰

推荐序 4

帮助父母掌握正确知识，
让孩子健康长大

"在关心孩子长高时，要把健康放在前面；除从骨龄看长高的趋势之外，还要重视孩子的营养、睡眠、运动，顾及整体性的健康。"这是我第一次见到杨晨医师，她谈及对孩子成长应该有的正确认知时说的重要内容，这也是杨晨医师这本新书的精华。

认识杨晨医师是因为台北医学大学营养学院谢荣鸿院长的介绍，当时"Heho健康"正计划与谢教授就目前儿童身高、体重问题，思考如何运用传播的力量来协助改善现状，首要工作之一就是请教专家中的专家——杨晨。

杨晨医师担任小儿成长科医师多年，见过无数家长与孩子在成长的路途上苦恼前行，虽然多数去门诊的孩子只要通过生活上的调整就能自然长高，但也有不少人因为错误的认知或观念错失了孩子宝贵的、只有一次的成长机会。杨晨医师认为，这段过程中更需要的其实是"教育"父母，特别是当科技与生活发生改变，环境激素的影响逐渐被讨论，孩子们当中也出现了不只是因本身基因所造成的性早熟现象，这严重阻碍了孩子的生长。

因此，"Heho健康"成立了"Heho亲子"，配合杨晨医师对于生长曲线的计算、营养素的正确补充，还推出了"羊医师与蟹教授"专栏。与杨晨医师出版这本新书的目的一样，我们都希望父母在期待孩子健康成长的同时，对孩子成长有更明确的认知，帮助孩子吃好睡好运动好，自然而且自信地快乐长大。

医鼎科技董事长 / Heho健康创办人

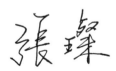

推荐序 5

不要错过孩子的生长发育黄金期

对于成长期孩子的父母而言，除了关注孩子的心智、学习等能力的发展，如何健康又能"高人一等"，也是他们共同关心的话题。我曾协助教育机构推动"学童健康体位"的推广，重点在于防治学龄期儿童的肥胖及消瘦，以避免影响其生长发育及成年后慢性病的发生。杨晨院长就是我们推动"学童健康体位"推广的重要伙伴。在制订策略及推动的过程中，我们就发现大多数家长重视儿童的身高更甚于是否过胖或过瘦。我们都曾是学龄期儿童的父母，也了解父母对于孩子是否健康地成长非常关心，但在海量信息的影响下，父母若非在医学相关领域中，实在难以判断如何帮助孩子健康成长。

杨晨院长以最新的医学理论为基础，结合多年的临床治疗经验，写成了这本我个人极力推荐给家长们阅读的书。本书先教父母看懂生长曲线，再深入浅出地说明影响孩子生长的关键因素：遗传、环境、营养、运动……让父母学习内分泌、先天基因等重要知识，父母也能据此了解孩子的成长轨迹，充分把握孩子的生长发育黄金期。我郑重将本书推荐给各位父母阅读，不要因为自己的忽略或不了解而错过孩子的生长发育黄金期。

台北医学大学营养学院院长／保健营养学系教授

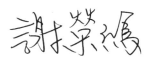

前言

和孩子的发育期赛跑，帮助每个焦虑的父母

现今社会面临少子化问题，每个孩子都是家长手中最珍贵的宝贝。从步入婚姻、怀胎十月到孩子呱呱坠地，听到孩子第一声响亮的哭声，看着孩子牙牙学语，陪伴孩子一天一天长大，所有的父母都由衷地希望自己的孩子能健康快乐地成长。但身处快节奏的时代，工作、生活压力巨大，很多父母往往不小心忽略了孩子的成长问题。一些问题逐渐出现：孩子为什么比同年龄的孩子瘦小？明明父母身高都不矮，为什么孩子就是长不高？孩子小时候明明比好多同学长得都高，现在怎么比其他同学都矮？当父母发现这些问题而带着孩子焦急地求医时，往往已经错过了孩子最佳的黄金发育期。

不理解却一味施压，只会让问题越来越糟

在小儿遗传与生长发育相关科室执业十多年，我接触过许多家长与孩子，对于同样有孩子的我来说，能深深体会到家长对孩子生长发育的焦虑。

在诊疗的第一现场，我时常能看见因为身高问题而垂头丧气的孩子，或是焦虑不安的家长，助理也时常给我描述她在待诊区看见的情景：家长与孩子为了求诊，从早上就来到医院等待挂号就诊，孩子在一旁写作业，这样一待就是一整天，甚至得等到晚上。有的父母因为孩子身高追上正常曲线而露出笑容，有的父母面对身高"停滞不前"

的孩子，关心则乱，忍不住责骂孩子。这些都是发生在门诊的真实事情。

　　会带孩子来就诊的父母有三种。第一种是孩子"两头两尾"，也就是太瘦或太胖，父母发现不太对劲后带孩子来就诊。生长曲线低于3%或高于97%的两个极端，代表孩子低于或高于同龄儿童的生长平均值。第二种是父母担心孩子异常而带孩子来就诊。出于对孩子健康的关注，父母开始学习各种育儿知识，知道孩子哪些行为可能是不正常的，例如超过1岁还不会走路、2岁了还不会说话等。父母掌握育儿知识后，会参照生长曲线来观察孩子的状况，即使表面看起来没问题，但只要偏离生长轨道，许多父母就会带孩子就医。最后一种是大家口耳相传，通过社群、朋友聊天等知道，原来孩子是否过瘦、过胖等是可以先评估的，因而带孩子来就诊。

有了充分的认知，就不再紧张

　　对于每个来就诊的孩子，我都会通过追踪孩子长期的生活习惯、饮食习惯、父母遗传，来找寻真正的问题。只有发现真正影响孩子生长发育的原因，我们才能找到方法去改善，让孩子回到自己正确的生长轨道上。

　　在问诊时，我也发现许多家长并不了解儿童生长发育相关知识，有的听了讲解后，似懂非懂却不敢发问，有的甚至对儿童生长发育有错误的认知，如孩子胖了才可以长高，所以要将孩子养得白白胖胖；女孩只要来月经了就长不高了等。

与孩子一同成长

这场关于成长的战斗，家长与孩子同样辛苦。每当在诊室看到这些辛苦的孩子和家长，我总是感触良多，所以希望通过这本书为大家分享临床上的经验，能将正确的儿童成长观念带给大家。本书通过详细介绍人体生理、遗传、疾病等相关知识，告诉家长如何及早发现孩子的生长发育问题，从而及早治疗。本书也详细介绍了从婴幼儿时期到青春期的生长发育黄金期，让家长知道该如何把握孩子的成长时机。本书也会纠正家长对于生长激素、骨龄与骨骺的错误观念，带领家长认识何谓性早熟。本书也会告诉家长如何通过饮食营养、正确运动和睡眠，来维持孩子的生长曲线，使孩子拥有健康的体魄，让孩子的未来光明无忧。

每个人的成长都只有一次，在好好把握的同时，希望孩子与家长通过参与成长的过程，拥有正确的健康观念。当正确的知识存在于孩子的脑海中，等到孩子未来成为大人、成家立业，甚至拥有自己的孩子时，能够帮助下一代健康顺利地成长，免受成长的烦恼。

让正确的观念代代相传，才能造福我们的社会，让一代又一代的孩子越来越健康、平安、快乐。

Contents

目录

Part 1

长得好不好，一算就知道

Part 2

为什么长不好

Part 3

明明长得很快，为什么最后却比别人矮？
——认识性早熟

Part 4

透视成长轨迹，
把握孩子的生长发育黄金期

Part 5

好好运动，快快长高

Part 6

吃得好，才能长得好

Part 7

适时关机好好睡，身体功能好发挥

Part 8

姿势对了，成长方向就对了

后记

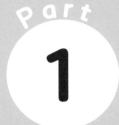

长得好不好，
一算就知道

你的矮不是矮，他的高不是高，
八分靠遗传，二分靠努力，
身高该多少，看家族就明了！

1 什么才是正常的"高"与"重"

"什么是真正的健康？""家族遗传不一样，长多高才正常？""先长胖再长高就好吗？"许多家长抱着满满的疑惑来到诊室。这些问题通过计算都可以一一解答。

我们要学会看儿童生长发育量表，这样就能从科学的角度，更精准地了解孩子的状况，知道什么才是正常的"高"与"重"。身高有75%～80%是由遗传因素决定的。"身高看三代，不看平辈；条件看自己，不看平均。"许多父母都喜欢用比较身高的方式，来判断孩子的生长状况。和班上的同学比、和邻居的孩子比，甚至是与同年龄孩子的平均值比，但这么做并不完全正确。用父母的身高计算，看数值、曲线图更准确。

体重则不用看父母的体重，也不用进行计算，**重点是身高与体重的比例要相符**，二者要落在曲线图的同一个百分位。例如，身高落在75%，体重也要落在75%，这代表孩子的身高、体重在100个同龄人中排名第25名。但即使落在同一个百分位也不能代表孩子是绝对健康的，用父母身高算出孩子的最终身高范围后，与范围对应的曲线区间比较，若身高偏离区间，就算体重与身高落在同一个百分位，仍代表孩子不健康。（详见第22页的范例）

若曲线图低于3%或高于97%，代表孩子的身高或体重低于或高于同龄人的平均值，要留意观察。即使出现上述状况，但仍在父母的身高区间内，仍为正常。第20页"该怎么看生长曲线百分位图"会有详细说明。

> **医师小叮咛**
>
> **先跟同龄人比，再跟父母比，**
> **在父母的身高区间内就是正常的**
>
> 若孩子身高在曲线图上低于3%或高于97%，先不用紧张。算算父母的身高区间，只要孩子身高在该区间内都是正常的。这说明父母自身特别矮或特别高，不用过度惊慌。

什么是身高看三代

"第一代"指爷爷奶奶、外公外婆；"第二代"指爸爸妈妈、叔叔阿姨；"第三代"指家中宝贝。想要知道"第三代"可以长到多高，先看"第二代"的爸爸妈妈有多高，再看叔叔阿姨有多高，最后看爷爷奶奶、外公外婆有多高。

身高中遗传因素占了75%～80%，每个人都有自己对应的身高低值（最矮身高）与身高高值（最高身高），若想长得比爸爸妈妈遗传的身高还高，可以先确认其是否已经长到身高高值。该怎么确认呢？可以看看叔叔阿姨或爸爸妈妈其他兄弟姐妹的身高。

若叔叔阿姨比爸爸妈妈还要高，就代表爸爸妈妈没有长到遗传的最高值，则用叔叔阿姨的身高作为计算的基准，就能知道孩子真正可以长到多高了。若叔叔阿姨比爸爸妈妈矮，则看上一代是否比爸爸妈妈还高。若上一代比爸爸妈妈还高，可直接用爷爷奶奶、外公外婆的身高推算。一般推算到第二代就会结束，若还想再进一步了解，才会看上一代。（详见第21页"身高预测公式"）

"医师，我的爸爸妈妈没有兄弟姐妹怎么办？""那就直接看爷爷奶奶、外公外婆的身高！"

身高预测三步骤

Step1　看"第二代"爸爸妈妈的身高区间。

Step2　看"第二代"叔叔阿姨的身高区间（通常推算到这里结束）。

Step3　看"第一代"爷爷奶奶、外公外婆的身高区间（还想多了解）。

"身高区间"是什么？是由一套公式算出来，孩子可以长到的最矮身高和最高身高的区间值。别急！第20页"该怎么看生长曲线百分位图"中会教你怎么算。

2 新手爸妈的育儿好帮手：儿童生长发育量表

当经历孕前检查等重重关卡，顺利孕育了生命，父母的任务就告一段落了吗？不，其实真正重要的照顾任务从这里开始。

妈妈们在生下宝宝后会得到一本儿童健康手册，这本手册内有许多重要的儿童成长观念以及健康信息、注意事项，可以一路陪伴孩子到6岁。

但是我在看诊时，常常发现很多父母拿出的儿童健康手册中的很多重要表格都是空白的，没有任何记录，这样会使追踪孩子生长历程变得困难，而很多父母也不知道该如何利用这本手册，来了解孩子的生长发育状况。

这里就从介绍儿童健康手册开始，来告诉大家如何看懂最重要的参考资料——儿童生长发育量表。

什么是生长发育量表（生长曲线百分位图）

我们在儿童健康手册中看到的儿童生长曲线百分位图是世界卫生组织所公布的0～5岁生长曲线标准图，通过调查成长环境良好的儿童的生长数据统计绘制而成。

而5～7岁的生长曲线标准图是根据世界卫生组织0～5岁生长曲线标准图而绘制的，用以衔接台湾依照体适能所制定的7～18岁儿童生长标准。

生长曲线百分位图可以让父母通过对比孩子的身高、体重、头围、年龄、性别等数据，来推断目前孩子的生长发育情况，了解孩子是否达到该年龄生长发育的标准数值，如果过高或过低都应该注意。

此外，在和同龄人平均值比较后，还要和父母的身高比较，以下将简单进行计算教学。关于父母的身高遗传，在第42页的"生理性及家族遗传性因素"中会详细说明。

该怎么看生长曲线百分位图

要看生长曲线百分位图，首先必须有孩子的身高、体重、头围等数值，再对照孩子的性别及年龄去查看。

先和同龄人比

Step1　选择与孩子性别与年龄段相符的生长曲线百分位图。

Step2　在图表（身高）的横排找到孩子的年龄段（需用周岁），并沿着格线向上移动至对应身高上，即可得知孩子的身高与同年龄段的孩子相比生长得如何。

Step3　在图表（体重）的纵排找到孩子的体重，并沿着格线向右移动至年龄段上，即可得知孩子的体重与同年龄段的孩子相比生长得如何。

生长曲线有97%、85%、50%、15%、3%，共5条曲线，以50%为标准平均值。如果孩子的生长数值低于3%或高于97%，就需要留意，可以请医师评估孩子的生长情况。

医师小叮咛

除非父母特别矮或特别高，否则绝大多数孩子的身高都会在同龄人身高的平均范围内，若身高在平均范围之外，只要数值在父母的身高区间内仍为正常。

再和父母比

Step1　用父母的身高计算出身高区间（见下方公式）。

Step2　看看孩子的身高是否在身高区间内。

身高预测公式（最终可以长到的身高）

男　（爸爸的身高+妈妈的身高+11）/2±7.5（厘米）

女　（爸爸的身高+妈妈的身高−11）/2±6（厘米）

［不同场合或不同数据下，括号里会出现 ±（11～13）的情况。］

> **医师小叮咛**
>
> 若数值在身高区间内，代表孩子在父母遗传值范围内正常成长。若数值在身高区间外，代表孩子长得太慢或长得太快，该看医生了。

范例：糖糖成长得够好吗

　　4岁5个月的糖糖，是个人见人爱的小公主，身高94厘米，体重14千克，在同龄人中，身高排名倒数第1~3名，体重排名倒数第3~15名。她成长得够好吗？让我们用爸爸妈妈和叔叔阿姨的身高来推算看看。糖糖的爸爸妈妈比叔叔阿姨矮，代表爸爸妈妈没有长到自己遗传身高的最大值，这时就可以用叔叔阿姨的身高作为基准，来预测糖糖身高可以长到的最大值，也就是她真正可以长多高。

糖糖的数值记录

孩子性别：女	孩子年龄：4岁5个月	孩子身高：94厘米	孩子体重：14千克
爸爸身高：165厘米	妈妈身高：150厘米	计算出的爸爸妈妈的身高区间：146~158厘米	
叔叔身高：172厘米	阿姨身高：160厘米	计算出的叔叔阿姨的身高区间：154.5~166.5厘米	

0～6岁儿童生长曲线百分位图-身高（女）

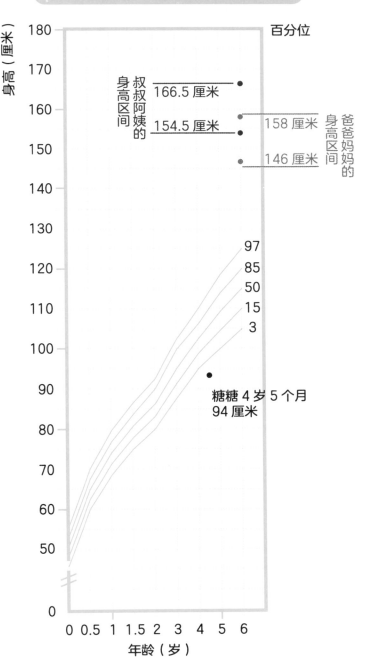

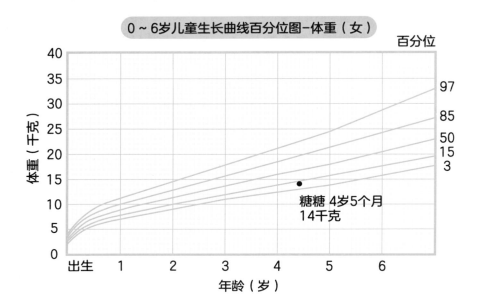

0～6岁儿童生长曲线百分位图-体重（女）

糖糖 4岁5个月
14千克

　　若以爸爸妈妈的身高为基准，糖糖一生最矮为146厘米，最高为158厘米；但通过计算叔叔阿姨的身高区间可以知道，糖糖事实上最矮应该为154.5厘米，最高可以长到166.5厘米。

　　看看身高的生长曲线百分位图，可以发现糖糖是个非常矮小的孩子，她的身高低于同龄人身高的3％，也没有在爸爸妈妈或叔叔阿姨的遗传身高区间内，需要尽快请医师评估。

　　接着来看体重的生长曲线百分位图。糖糖的体重落在同龄人3％～97％的范围内，乍看之下是正常的，但想想前面提到的"身高与体重的比例必须相符"的观念，就可以发现，糖糖的身高与体重没有落在同一个百分比区间，比例不相符，仍为不正常。

试着填填看：我的孩子成长得够好吗

数值记录

孩子性别：	孩子年龄：	孩子身高：	孩子体重：
爸爸身高：	妈妈身高：	计算出的爸爸妈妈的身高区间：	

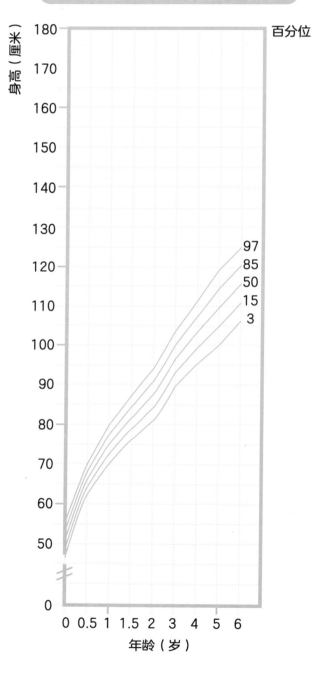

0～6岁儿童生长曲线百分位图-身高（男）

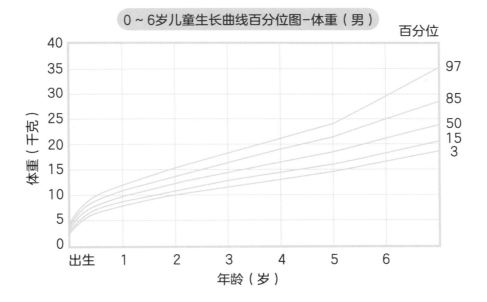

0～6岁儿童生长曲线百分位图-体重（男）

0～6岁儿童生长曲线百分位图-身高（女）

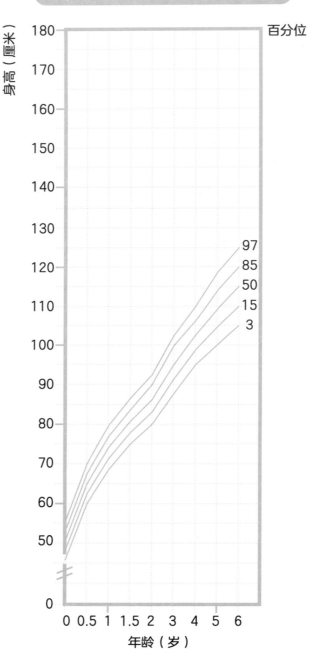

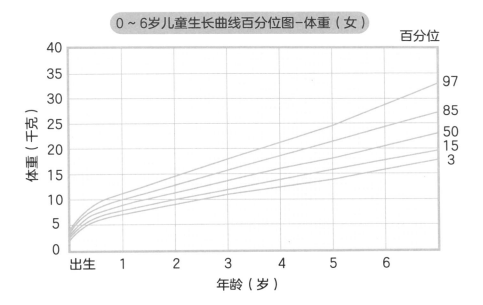

0～6岁儿童生长曲线百分位图-体重（女）

范例：糖糖的小脑袋长得如何呢

"头围"是观察孩子发育的重要数值之一，会在以下四个阶段各测量一次：0~3个月、3~6个月、6~12个月、1~2岁，观察曲线是否正常。在这四个时间范围内测量都可以，例如可以在2个月、5个月、10个月、1岁半时各测量一次。"儿童生长曲线百分位图"对头围的记录通常到5岁。但除非孩子患有脑部疾病、妈妈在孕期感染、胎盘供血不足、妈妈在孕早期喝酒、吃药等，头围才需要记录到5岁，否则通常记录到2岁即可，因为那时的头围生长比例已经稳定了，会一直稳定地生长。

糖糖（女）的头围变化

年龄	0~3个月	3~6个月	6~12个月	1~2岁
数值	37 厘米	41 厘米	44 厘米	47.5 厘米

糖糖的头围曲线图（见下页）没有剧烈起伏，虽然一开始偏离正常区间，但后来都在正常范围内，糖糖现在是个健康宝宝！

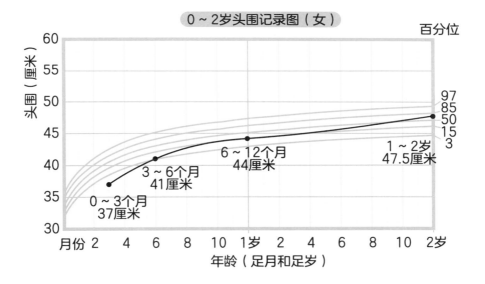

0～2岁头围记录图（女）

百分位

头围（厘米）

60
55
50
45
40
35
30

97
85
50
15
3

0～3个月
37厘米

3～6个月
41厘米

6～12个月
44厘米

1～2岁
47.5厘米

月份 2　4　6　8　10　1岁　2　4　6　8　10　2岁

年龄（足月和足岁）

试着填填看：孩子的小脑袋长得如何呢

孩子的头围变化

年龄	0～3个月	3～6个月	6～12个月	1～2岁
数值				

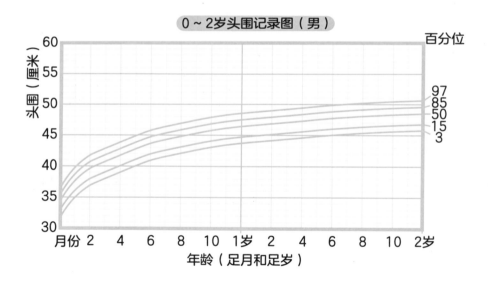

0～2岁头围记录图（男）

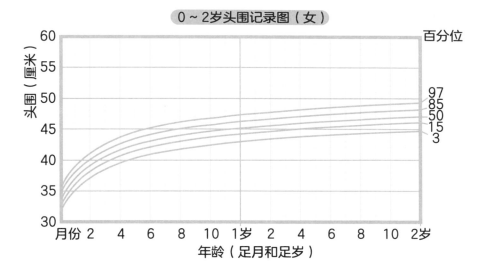

0～2岁头围记录图（女）

3 想要好好成长，6～18岁记录不能停

告别了婴儿期，孩子即将踏入学校，前面打好了基础，后面的阶段也很重要。要将孩子的成长一路记录到18岁才不会遗漏任何状况，让我们耐心、谨慎地看着孩子长大吧！

孩子进入小学阶段后，开始有了课业压力，放学后还可能参加各种课外班，而家长也容易因关注孩子的课业与才艺而忽略孩子身体的成长。

其实，这时父母更应该及时观察孩子的生长发育情况，如果发现孩子的身高、体重等方面出现了问题，应及早请教专家。现在就来参考第21页的"身高预测公式"，观察孩子的状态吧！

试着填填看：孩子有没有好好长大

数值记录

孩子性别：	孩子年龄：	孩子身高：	孩子体重：
爸爸身高：	妈妈身高：	计算出的爸爸妈妈的身高区间：	

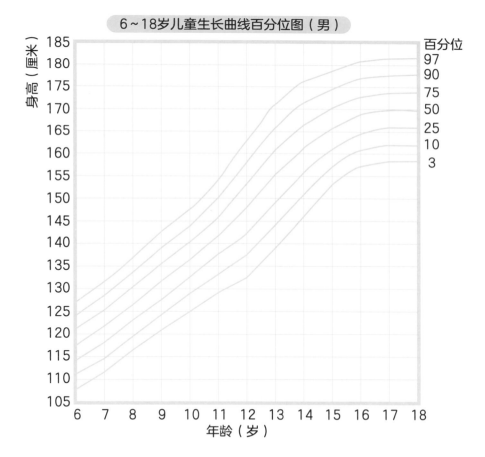

6～18岁儿童生长曲线百分位图（男）

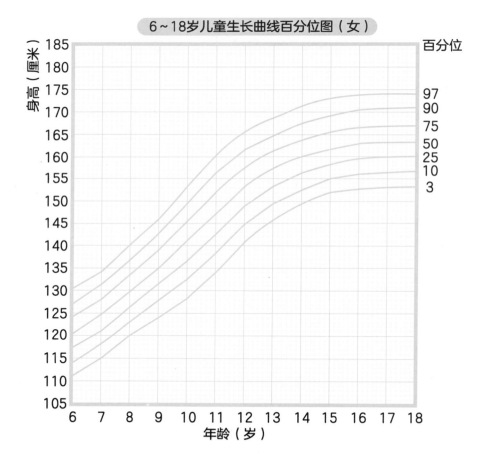

6～18岁儿童生长曲线百分位图（女）

青春期成长也不缺席

6～18岁儿童生长曲线百分位图与0～6岁儿童的相关图表不同，少了头围的记录。但是参考方式相同，同时也应该更加注意让孩子的生长维持在3%～97%的平均生长曲线上，如果与平均生长曲线相差太多，就应及时就诊。

同时，我们也可以通过计算父母的身高区间去推断孩子的身高可能会落在哪个百分位上。除了观察孩子的身高落在哪个百分位上，也要注意孩子身高的生长走势是否与平均生长曲线相一致。

看懂图表，不错过孩子的发育期

如果发现孩子的生长曲线长期低于或超出生长曲线范围，请一定要请教小儿生长或内分泌相关科系的医师，通过检查与追踪了解清楚孩子的身体状况。

很多家长带孩子来到我的门诊就诊，家长往往因为自己工作繁忙或孩子课业繁重，长期忽略了孩子的生长发育，而错过了孩子最佳的生长发育黄金期。所以我希望能通过正确解读图表，让父母拥有一个正确且明确的参考准则，来帮助孩子快乐成长。

2

为什么
长不好

长不好因素多，
留意"营养、睡眠、运动、各项发展"
四大杀手，
小心疾病，2 岁前是关键期。

1 归根究底，及时消除长不好的绊脚石

我在接诊时，时常会听到家长问，他们小时候没有人特别在意生长发育，依然能长成健硕的大人，为什么现在的孩子就需要注意这么多呢？

随着时代的发展与演变，影响人类身体的外在因素越来越多，除了生理因素，环境、压力等外在因素也会对生长发育造成影响。其实生长发育的差异不仅仅表现在身高上。当孩子的生长发育偏离了正常曲线，我们应该及时找出原因，因为这些因素可能会影响孩子的身高、体重、身体健康，甚至心智发展，与孩子的未来息息相关。

接下来我将介绍各种影响孩子生长发育的因素，从生理、遗传、营养、病理性因素等多方面入手，仔细介绍其成因、判断方式、治疗方式等，让家长能够较全面地了解这些影响因素。

影响生长发育的四大外在因素

影响生长发育的四大外在因素是：**营养、睡眠、运动、各项发展**。"各项发展"是指孩子的爬、走、跳、情绪、健康状况、抵抗力、生病频率等。这些因素都是环环相扣的，如果孩子先天就不会爬、不会跳、身体虚弱，自然就长不高。

孩子想健康，先要有充足的营养、好的睡眠质量、规律适当的运动，再评估各项发展，各方面发展都均衡、正常，才有条件长到遗传的身高。

2岁前的幼儿无法规律运动，主要评估"营养""睡眠""各项发展"。2~6岁时，各项发展都已经开始，只是还没有稳定，2岁会说话、3~4岁会说自己的姓名时，就可以评估上述四项了。这也是"早期疗育""语言发展"把2岁以前归为黄金时期的原因。6~18岁时，这四项发展已经稳定了，主要评估"运动""睡眠""营养"，观察"各项发展"，来确定孩子的身体能否长到遗传的身高。

各年龄段的评估项目

0~2岁　营养、睡眠、各项发展。

2~6岁　营养、睡眠、运动、各项发展。

6~18岁　营养、睡眠、运动、各项发展。

　　若孩子无法早睡，生长激素（hGH）可能会分泌不足。就算营养很好，没有生长激素的帮忙，孩子也长不高。若营养没有顾好，随便乱吃，每天都摄入油炸食品、饮料、甜食，也会造成生长激素不易分泌，生长激素不足，就会影响长高；若又不运动，就会导致更糟的恶性循环，使个子长不高。这些因素都息息相关，相互牵制，只要一个条件没顾好，生长激素的分泌就会受到影响。

　　此外，肥胖也会影响长高，若孩子又胖又高可能是性早熟，要及早询问医师。

2 生理性及家族遗传性因素

影响孩子生长发育的因素非常多，除了外在因素，还有生理性及遗传性因素。

生理性因素是后天因素，通过生活作息、饮食、运动等来改变身体的状态；遗传性因素是先天因素，是与生俱来的条件，例如父母或家族原本就有的病史等。

生理性因素可以改变，例如可以通过早睡早起、规律运动、补充营养，让身体的状态慢慢变好。但遗传性因素是与生俱来的，无法改变。例如，若遗传了软骨发育不全，后天的骨头本来就长得不好，想要用后天的方式去弥补、加强，用生理性的方式改善是没有办法的。

在身高的构成因素中，遗传的比例占75%～80%，代表身高中75%～80%是已经确定的，与家族的病史、体质等有关，剩下的20%～25%可以靠后天改变。从身高预测公式来看，女孩身高范围在以父母身高算出的平均值±6厘米之间，最多突破到"+8厘米"，但要到"+10厘米"基本上是不可能的，除非父母自身没有长到遗传应有的身高。

另外，过敏也多是遗传因素。先天和后天因素都会造成过敏，但过敏的成因基本上还是遗传，先天有这个体质，后天的环境影响才会加重过敏的情况。过敏容易造成睡不好、营养不良等状况，睡不好又营养不良就会造成长不高，一切环环相扣。

体质性生长迟缓

有些孩子在出生时与其他人无异，但到3岁之后，生长曲线开始与常规生长曲线出现差距，随着年龄的增长，差距越来越大，青春期也来得比同龄人晚。通过X射线检查可以得知，这些孩子的骨龄生长较同年龄的孩子明显落后，但他们的甲状腺与生长激素的检查结果都呈现正常状态。

体质性生长迟缓的孩子显得晚熟，当同龄人已经停止生长时，他们才正要开始发育。有时候我们可以看到，在初中或高中入学时，有少数孩子在同学之间显得特别娇小，脸上也带着未脱的稚气，但到了大家身高定型后，他们突然开始猛长，甚至后来者居上，一举超越所有人，吓大家一大跳。

要注意，体质性生长迟缓的孩子更容易被忽视。家长以为孩子"大器晚成"，只要时间到了就一定会长高，孩子生长发育的所需条件也因此被疏忽了，孩子无法在最好的时间点得到最重要的营养与帮助，导致在该长高时无法顺利长高，身材依然矮小。所以，家长不能因为孩子是体质性生长迟缓就减少对孩子生长发育的关注。

家长确认孩子是体质性生长迟缓后，除了定期观察与记录孩子的身高、体重与青春期发育，还要注意孩子的营养吸收、运动、睡眠等，让孩子始终拥有健康的身体，这样才能在孩子开始长高时，给孩子最大的助力。

家族遗传性身材矮小

逢年过节，亲朋团聚，最常见到的画面就是长辈让孩子们比身高，这时候我们会发现，明明是同一个家族的人，但每个人的高矮胖瘦都不同，除了遗传原因，后天因素也会导致同一个家族中的人身高有差异。

如果经过检查确定孩子的生长激素分泌、骨龄等都正常，我们可以再看看父母家族中的成员，同时也观察一下父母的身高与整个家族的平均身高是否有差异，也有可能因为后天因素造成父母身高低于家族的平均身高，进而影响后代身高。

这个时候也请父母不要气馁，通过后天的营养供给、运动、睡眠调节，还是能让孩子维持在正常的生长曲线上。同时父母应当给予孩子自信，避免孩子因身材矮小而大受打击。

营养不良造成的身材矮小

想要长高，营养很重要。人体在生长发育时需要多种因素一起配合，体内的营养是否能及时供给，是非常关键的因素。人体成长需要钙、蛋白质、维生素等许多营养素，如果营养供给不足，就会因为没有足够的成长能量而造成生长迟缓、身高不足等现象。

现代人获得食物很方便，营养应该都充足，怎么还会有营养不足的问题呢？其实肠胃问题、食物过敏、身体疾病、不良的饮食习惯（如挑食偏食）等，都会导致身体营养不足，进而影响孩子的生长发育。

我会要求来我的门诊就诊的孩子记录自己的饮食状况，从而推断造成他们营养不足的原因。如果是因为食物过敏，我们可以用其他食物来进行替代。如果是因为肠胃问题、身体疾病，则需要对症治疗。如果是因为不良的饮食习惯，则需要家长与孩子共同去修正与维持。

钙是助力孩子成长的非常重要的营养素。我们一般会建议孩子每天至少喝2杯全脂牛奶，这样才能获得成长所需的钙。对于乳糖不耐受的孩子，我们会建议其从其他高钙食物中摄取钙，如大豆及其制品、油菜、菠菜等，也可以喝无乳糖牛奶、酸奶等。

后面我将会详细介绍各种常见或非常见的、影响孩子生长发育的相关疾病，帮助父母了解这些病症的成因与症状，如果孩子有这些病症，能够及早发现，及早治疗，让孩子都能拥有健康、快乐的未来。

3　内分泌因素

神经系统与内分泌系统为人体的两大系统。内分泌系统是指分泌激素至全身，以维持身体运作与生长发展的系统。各种激素有着错综复杂的关联，缺一不可，环环相扣。

下丘脑　掌管食欲、体温调节、控制生理时钟。

垂体　分泌生长激素、催乳素及促甲状腺激素等激素。

甲状腺　管理新陈代谢，影响身体细胞的更新、促进骨发育，控制肌肉和心跳。

甲状旁腺　掌管钙和磷的代谢，关乎骨骼健康。

肾上腺　处理人体对压力的反应。

胰岛　控制血糖平衡。

性腺　指卵巢或睾丸，负责毛发生长，男女性征发育。

这些内分泌腺都关乎生长、身高、胖瘦、青春痘等。其中垂体、甲状腺与长高直接相关，一个分泌生长激素，另一个分泌甲状腺激素，其中一个出问题就会导致孩子长不高。此外，下丘脑就像指挥官，命令垂体管理生长激素、甲状腺激素、催乳素、肾上腺素等，调控血糖、压力、月经、精子等。垂体刺激各种激素分泌后，让卵巢、睾丸好好成长，也促进甲状腺分泌甲状腺激素，进而促进肌肉、骨骼等发育。

内分泌运作图

指挥官：下丘脑

命令（分泌激素）

军士长：垂体

刺激（分泌激素）

下士：甲状腺　　　　　下士：卵巢　　　　　下士：睾丸

促进
（分泌甲状腺激素）

肌肉、骨骼等发育　　　好好成长　　　　　好好成长

正常的内分泌数值大概落在哪个区间

内分泌数值要靠验血来分析，若各种对应措施都做了，但仍无法改善才需要进行。例如，对于过瘦、过胖、长不高的孩子，若补充营养、调整睡眠质量等方法都试了，还是无法改善，怀疑是生长激素不足，才要靠验血来找出问题源头。

此外，儿童和青少年通常不会有内分泌失调的问题，内分泌会不足或过多，但没有到失调那么严重。儿童正值发育期，如果内分泌紊乱，很容易被发现，而成人已经停止生长，激素分泌趋于稳定，因此发现问题时内分泌通常已经失调了。

内分泌紊乱的原因非常多，例如，营养不足，造成生长激素不易分泌；甲状腺功能亢进，过度消耗营养导致消瘦、心悸等；甲状腺功能低下，导致肥胖、易疲倦，甚至影响脑部发育，使骨骼生长不良、智商低下等。

内分泌就医三原则

一、评估严重程度

以青春痘为例，若感染造成化脓、红肿、瘙痒不止等，就需要去看医生。要注意，重点是"程度"而非"时间"。若短时间出现严重感染，要尽快就医；若长时间出现轻度症状，则可能是正常现象，无须就医，各项条件都改善后，痘痘就会慢慢消失了。

二、改善措施做了，但仍未改善

若程度较轻微，则从清洁、熬夜、营养等状况评估，先从改善清洁、减少熬夜、补充营养等入手。若这些改善措施都做了，还是很受困扰或者发现感染，才需要就医。通常认为，青春期长痘痘是正常现象，没有特殊情况不需要特别处理。

三、注重个人感觉

有的人不太在意，觉得脸上长青春痘是正常的，慢慢就好了；但对爱美的人来说，脸上长几颗青春痘就备受困扰，长期的负面情绪会导致心理与生理的恶性循环，这类人就需要尽快就诊。

身高、胖瘦，也属于内分泌管理的一环。若内分泌闹脾气，使身体罢工不长高，外形像气球越吹越大怎么办呢？别迟疑，请尽快就医。只长胖、不长高是有问题的，赶快寻求医师的帮助吧！

生长激素缺乏

很多家长对于生长激素都抱有不正确的认知，在我看诊时，许多家长总会问我："是不是只要验血检查生长激素，就可以知道孩子为什么长不高了？"

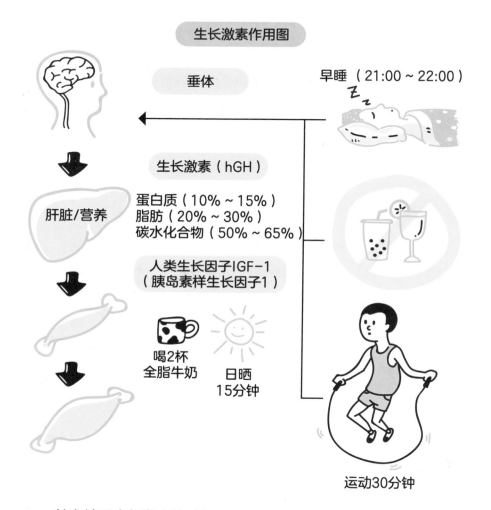

生长激素作用图

垂体

早睡（21:00~22:00）

生长激素（hGH）

肝脏/营养

蛋白质（10%~15%）
脂肪（20%~30%）
碳水化合物（50%~65%）

人类生长因子IGF-1
（胰岛素样生长因子1）

喝2杯
全脂牛奶

日晒
15分钟

运动30分钟

　　其实关于生长激素缺乏与否，不是只通过验血就能简单判定。生长激素需要通过药物、饥饿等特定的刺激，让身体达到需要生长激素的状态才会分泌。随机验血得出的检验结果并不准确，要经过其他特殊的追踪与检测分析才能正确判断。

那么到底人体为什么会有生长激素，它又是如何运作与分泌的？就让我们由此说起。

人体要分泌生长激素，必须通过运动、运动后的饥饿、饮食以及适当的睡眠，刺激下丘脑与垂体分泌生长激素，"通知"肝脏分泌生长因子，由生长因子来带动人体骨骼与肌肉的发育以及脂肪的分解。从上页"生长激素作用图"中我们可以看到，在21：00～22：00入睡、杜绝甜饮料和垃圾食品、每天运动30分钟、喝2杯全脂牛奶、日晒15分钟的情况下，能帮助垂体分泌生长激素（hGH），让其作用于肝脏，进而分泌生长因子IGF-1。而在每日摄入的营养成分中，蛋白质应占10%～15%，脂肪应占20%～30%，碳水化合物应占50%～65%，这样就能促进骨骼及肌肉生长。生长激素缺乏的原因，可以从先天及后天来看。

先天的生长因子（IGF-1）缺乏病因有遗传性疾病，如莱伦综合征、转录因子突变；胚胎性疾病，如空蝶鞍综合征；或母亲在分娩前后造成的创伤，如生产时造成胎儿脑部缺氧所带来的脑部伤害。

后天的生长激素缺乏，往往可能与下丘脑或垂体的病变有关，可能是垂体瘤，或者脑膜炎、中枢神经系统感染等造成的垂体病变。生长因子是肝脏分泌的，所以肝脏的健康也很重要。

因为生长激素能帮助消耗身体脂肪，所以缺乏生长激素的孩子，除了身高较矮，身材也可能比较肥胖。

面对疑似缺乏生长激素的孩子，我们会先进行长期的身高追踪，如果1年长高不足4厘米，生长曲线百分比不断往下降，甚至降到3%以下，就应进行相关检测。对于6岁以上的孩子，会通过左手X射线检查，来推断骨龄与骨骺的生长状况。应用临床经验配合更多相关检查，排除其他与生长发育相关的病理性原因，才能准确判断出是否缺乏生长激素。

生长激素缺乏症的诊断与治疗

如何诊断

评估垂体前叶分泌生长激素的功能

	常见检查项目	判断标准
1	胰岛素刺激测验	
2	可乐定刺激测验	
3	左旋多巴刺激测验	生长激素值是否低于 7 纳克／毫升
4	胰高血糖素刺激测验	
5	精氨酸刺激测验	
结果	以上检查若有 2 项以上生长激素值均低于 7 纳克／毫升（胰岛素刺激测验需附检查时的血糖值），代表可能有生长激素缺乏症，而其中又包含病理性、特发性及新生儿生长激素缺乏症。	

治疗前的判断

孩子是不是得了病理性生长激素缺乏症

1. 垂体病变，累及下丘脑；垂体发育异常。
2. 生长速度小于4厘米/年。

孩子是不是得了特发性生长激素缺乏症

1. 身高低于生长曲线百分位图中的3%，且生长速度小于4厘米/年。

2. 骨龄比实际年龄迟缓至少2个标准差。

3. 患有新生儿生长激素缺乏症，一再发生低血糖，可能会影响脑部发育。

最重要的就是按照医师指示进行相关治疗，这样才能及时让孩子回到最佳的生长曲线上。

甲状腺功能低下

如果在孩子生长发育的过程中发现孩子甲状腺功能低下，我们一定要重视。我常说甲状腺关系到"双B"，也就是"Bone（骨骼）"与"Brain（大脑）"。甲状腺与我们的骨骼与大脑发育息息相关，应当引起重视。

现在的新生儿疾病筛查中，会筛查甲状腺功能低下这一项目，但检测报告上显示没有异常，就可以放心了吗？

不一定，任何一项筛查都可能会有"漏网之鱼"。在新生儿疾病筛查时，为了能把更多病患筛查出来，通常会将筛查的灵敏度调高，也就是让较多人较容易符合筛查条件，但这也造成筛查的专一性降低，需要进一步检查才能真正知道是否罹患疾病，所以筛查出有问题时先不用紧张。

对筛查标准来说，若灵敏度太高，标准太容易符合，会筛选出太多人，反而很难筛出真正的患者；而若特异性太高，标准太严格，就容易有"漏网之鱼"。所以筛查时要在二者间取得平衡，先把标准设低一些，筛出较多的人，再把标准设高一些，从中找出真正的患者。

　　甲状腺位于人的颈部，是重要的内分泌器官，用以维持人体的新陈代谢，对于儿童而言，直接影响其生长发育以及智力发展。

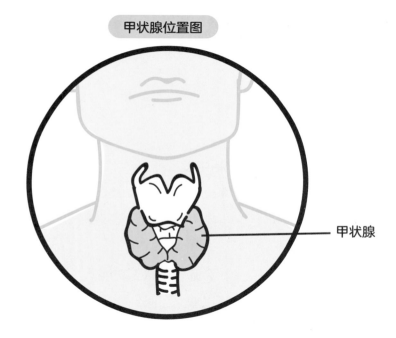

甲状腺位置图

甲状腺

　　甲状腺功能低下有先天及后天因素。先天性甲状腺功能低下的相关症状如水肿、脐疝、大舌、黄疸持续时间长、皮肤干燥、毛发枯黄、心率缓慢、食欲不振、便秘等，并非在孩子一出生时就全部显现，而是随着孩子发育逐渐显现出来，所以不容易被发现。先天性甲状腺功能低下治疗越晚，对孩子智力发展的影响越大。

　　后天因素也会造成甲状腺功能低下，如营养不良，自身免疫抗体会对抗自己的甲状腺激素，垂体分泌的促甲状腺激素缺乏，下丘脑分泌的促甲状腺激素释放激素缺乏等。

与甲状腺功能亢进的心跳加速、代谢增加、身材消瘦的症状相反，甲状腺功能低下的孩子因为缺乏甲状腺激素促进脂肪分解，所以外表上看起来胖胖的，也十分容易疲劳，对外在的刺激没有什么感觉或反应。当甲状腺功能低下的表面病症显现到身材上时，其实情况已经严重了。

当我发现来就诊的孩子有甲状腺功能低下的症状时，会通过抽血来确定。在甲状腺功能低下的治疗上，只要每日补充甲状腺激素，并且每3个月定期验血检查，日常生活不会受到任何限制。治疗药物几乎没有不良反应，但要切记不可随意停药，更不可随意增加剂量，以免造成甲状腺功能亢进。

先天性甲状腺功能低下与遗传没有确切关系，但如果家族中有相关症状者，可告知医师进行观察与相关检查。

类固醇过多

肾上腺皮质激素是人体肾上腺皮质合成并分泌用以减缓炎症反应，对抗胰岛素代谢葡萄糖，控制血压、心血管代谢等的激素。药品中的类固醇是人工合成的，与肾上腺皮质激素具有相同的功能。

类固醇过多大部分是因为用药造成的。很多患有严重过敏或其他病症的孩子，必须长期服用类固醇药物，可能会出现血压升高、生长速度缓慢、骨龄延迟、体重增加等不良反应。但是由于无法随意停药，只能依靠后天的运动以及饮食控制将药物的影响降至最小。

染色体异常

现代人逐渐晚婚晚育，35岁以上的高龄妈妈越来越多，相对地，染色体异常的发生率也越来越高。由于现代新生儿检查、孕前以及孕期检查的推动，新生儿染色体异常症状大部分可以通过相关检查筛查出来，进而避免这种新生儿症状的发生。

特纳综合征

特纳综合征（Turner syndrome）是一种先天性性染色体缺失所引起的疾病。特纳综合征为X染色体的异常，所以只会发生于女婴身上。

特纳综合征的活产率约1/3000，发生率较高，但近些年来，大众对产前检查、孕期检查越来越重视，大部分都能及早发现，患特纳综合征的孩子越来越少。未及时发现的患特纳综合征的孩子，出生后最常见的特征是漏斗胸、身材矮小或青春期时无月经来潮。

有临床经验的医师在为孩子做检查时如果发现这些特征，会通过染色体检查判断孩子是否患有特纳综合征。当孩子被确诊患有特纳综合征后，医师会通过生长激素疗法或激素补充疗法为孩子进行治疗，以促进孩子的身高增长以及子宫发育。

女孩身高处于生长曲线的5%以下，生长速度小于4厘米/年，在2~5岁时即可开始接受生长激素治疗，直至骨龄成长到女性骨龄关闭的14岁。越早发现，越早开始治疗，越能让孩子的身高回归到正常的生长曲线上。

12岁以后，女性开始青春期发育，这时候进行激素补充治疗，可以刺激乳房与子宫的发育，也有助于提升记忆力、控制血压、提高骨骼质量等。可于每个月的1~25日服用雌激素，当体内雌激素含量达标后，可于每个月的15~25日同时服用黄体素以保护子宫发育，避免子宫内膜癌。雌激素补充治疗的停药时机在接近更年期年龄的50岁。

由于先天子宫发育异常，大多数特纳综合征患者无法生育。这种病症也不大会通过遗传传给下一代。

唐氏综合征

唐氏综合征分为三种类型，常见的唐氏综合征是由于人体基因第21对染色体多了一条所造成的病理现象。在遗传上，通常唐氏综合征患者的父母基因皆正常，染色体的变异是偶发性的，约有80%是由于母体内卵子的第21对染色体不分离所造成的三体现象。经过调查，高龄产妇也就是怀孕年龄在35岁以上的孕妇，容易产出患唐氏综合征的宝宝。随着晚婚晚育现象越来越多，怀上患唐氏综合征宝宝的概率也越来越高，所以产前筛查非常重要。

　　患唐氏综合征的宝宝多面部扁平、脸裂斜向外上，在外貌上很容易辨别。在身体发育上，常见的症状有发育迟缓、四肢短小，以及轻度至中度的智力障碍。患唐氏综合征的宝宝往往伴有多种疾病，如先天性心脏病、白内障、听力障碍、癫痫、甲状腺疾病等。

　　由于唐氏综合征为先天染色体异常问题，没有相对应的根治方式，只能在面对不同病症时对症用药。随着医疗技术的进步，唐氏综合征患者的平均寿命逐渐提高，若唐氏综合征患者及早进行物理治疗、作业治疗等，同样能发挥个人所长，完成学业，正常就业。

5 基因突变

基因突变是指遗传基因在细胞分裂时发生改变，起因可能是受到辐射、化学药物等的影响。基因突变可能引发无法治疗的疾病，但就生物演化来说，有些基因突变是好的，能使生物更容易生存。

软骨发育不全是人类常见的基因突变疾病，患者有身材矮小、四肢短但智力正常的特征。这类人的父母都正常，没有该疾病的遗传基因，产检也无异常，却生下一个软骨发育不全的孩子，这是因为该疾病多数都是由自发性突变引起的。

若父母是正常的，在产前检查时未进行软骨发育不全项目的筛查，则无法发现该疾病的基因，若指定该项目的筛查，则通常可以及早发现。许多父母在孕前或孕期检查时往往不知道要筛查哪些疾病，导致许多遗传疾病到产前，甚至孩子出生后才发现。

有软骨发育不全基因的男女，才会在产前检查时想着预防。但事实上，该病患者较少结婚，案例也较少。而且软骨发育不全的女性患者因先天就有骨骼相关问题，生产较困难，生产时有一定的危险性。

医师小叮咛

**做了所有疾病的产前筛查，
也无法生下 100% 健康的孩子**

疾病有千千万万种，有些新手爸妈希望除了基本的产检项目，还能再多做一些检查，以确定孩子是完全没有问题的。但每项检查都会有盲点，就算做了全部疾病的产前筛查，也无法 100% 确认生下的孩子是完全健康、没有任何疾病的。建议先确认好家族病史、补足营养、保持愉悦的心情，耐心等待新生命的到来。

普拉德−威利综合征

我们总认为孩子要养得白白胖胖才好，当我们看到胖胖的、贪吃的、喜欢对人笑的宝宝时，总觉得特别可爱。但其实看到这样的宝宝时，我们应该有所警惕：这样的宝宝是否患有普拉德−威利综合征（Prader−Willi syndrome），也就是我们常听到的小胖威利症。

这种综合征有多种遗传模式，在产前检查时难以发现。正常的父母因为基因突变，15号染色体产生缺陷，从而生下这类婴儿。由于饱食中枢损坏，小胖威利症患者无法感受到饱足感，总感觉饥饿，吃得停不下来，甚至吃不到东西就会暴怒，同时还伴有轻、中度的智力障碍与动作迟缓。

小胖威利症算是罕见疾病，虽然发生率不高，但无法治愈，只能靠严格的饮食控制、生活管理、作业治疗，来控制患者的食欲，越早发现，治疗效果越好。

患者在婴儿时期，肌肉松软无力，活力、胃口都很差，需要用鼻胃管灌食，时常会遇到窒息等喂食困难的情况，且新生儿体重偏低，有生长迟缓的现象。约6个月以后，喂食困难情况改善，约12个月以后，会开始出现无法控制的过度摄食行为，突然暴饮暴食，只要看到吃的、知道哪里有吃的，就一定要吃，不停地吃，而过度饮食会导致不断变胖（上述发病时间仅供参考，具体发病时间因人而异）。

若不加以制止，他们就会一直不停地吃，有的甚至会吃到呛死，家属要留意冰箱不放太多食物，垃圾桶收好等。有的患者为了吃东西，还学会了煮饭。

在身材外貌上，患有小胖威利症的孩子较同年龄的孩子矮小肥胖，手掌与脚掌较同年龄的孩子小，通常脚掌会比手掌还要小，呈现扁平脸、杏仁眼、小嘴、前额窄、上唇薄、嘴角下垂、皮肤或发色特别浅淡等外貌特征。另外，他们往往模仿能力低下、生殖器发育不良，甚至会因为过度肥胖而导致患有2型糖尿病、高血压、血脂异常等，此类患者通常无法生育。

由于有智力发育障碍，小胖威利症患者时常会对着陌生人露出笑脸，这样讨喜的外貌特征容易使父母忽略其症状表现。这类患者平均寿命只有30岁，随着医疗技术的进步，加上越来越多的人注意到这个群体，他们的寿命有变长的趋势。

医师通常会针对这类患者做行为治疗，例如限制饮食、做复健训练，预防肥胖、高血压、脊椎侧弯等。限制饮食并不会让患者不舒服，患者只是饱食中枢损坏，控制不了食欲而已，其他器官正常，不会饿到分泌胃酸或低血糖。

如果在幼年时没有及早发现患有小胖威利症，到了青少年时期，孩子会因为无法遏制的饥饿感而不断寻找食物、不断摄食，造成身体过度肥胖。身体肥胖除了会给健康造成负担，还会影响青春期的生长发育。

许多家长发现自己的孩子很贪吃，身材胖胖的，往往会觉得孩子是因为贪吃才导致肥胖，但如果出现肌肉无力、无法停止的觅食行为、学习障碍等症状，就要特别注意了，孩子可能患有小胖威利症。

随着医学的进步，现在对于此罕见疾病也有许多相应的治疗方式。我也希望通过正确知识的传播，让更多患有罕见疾病的孩子能及早得到治疗，也能健康快乐地成长。

拉塞尔-西尔弗综合征

拉塞尔-西尔弗综合征（Russell-Silver syndrome）是一种基因突变造成的病症，主要为特定控制生长的基因调控异常所致，此病症为偶发性的，并不会遗传，患者几乎都是家族内唯一的个例。有部分患者病因不明，但其症状容易诊断，通常在婴儿时期就显现出明显的外貌特征：身材瘦小、发育迟缓，下颌尖尖的三角脸，前额如患脑积水般凸出，面部有咖啡牛奶斑等。经过检查后发现，患者在妈妈怀孕时，于子宫内便有发育迟缓的症状，出生时体重也比正常的新生儿要轻。

拉塞尔－西尔弗综合征三大主要特征

1. 在子宫内生长迟缓。
2. 身体左右两侧的骨骼生长不对称，如长短腿、长短手、头骨左右不对称等，通常四肢的表现最为明显。
3. 小拇指短且向内弯曲。

　　小儿科医师在问诊时发现孩子有此临床特征，并且确定其在母体中有生长迟缓的症状时，便会展开相关的诊断与治疗。若在婴幼儿时期未被察觉诊断，还可以通过生长数据做观察。患有拉塞尔－西尔弗综合征的孩子的生长数值通常低于生长曲线百分位图的标准值3%。

　　孩子患有拉塞尔－西尔弗综合征时需要特别注意，可能会有低血糖的症状，尤其在6个月至3岁时，只要一段时间没有进食便会发生低血糖，所以家长或照顾者需要随身备有葡萄糖等能缓解低血糖症状的食物，平时也要注意孩子的饮食以及葡萄糖的摄取。患者可能会出现发展迟缓、学习障碍的现象，但智力发展通常不会受到影响。

　　由于拉塞尔－西尔弗综合征并无完全根治的办法，只能根据不同症状给予相应治疗。治疗主要集中在身高以及生长方面。对于生长迟缓，医师经过判断后会施打生长激素或进行其他相应的追踪与治疗，但无法因此改善四肢长短不均的情况，双腿长短差距若超过3厘米，就必须进行相关治疗，否则可能会因为长期姿势不正导致脊椎侧弯。

　　拉塞尔－西尔弗综合征患者虽然体重不足，会有发展迟缓、学习障碍等困扰，但若及早治疗，在青春期之后能逐渐转好，成年后虽然身高可能会比其他人矮，但是身体健康，智力也不会受到影响。

对于外貌、发展迟缓、学习障碍的困扰，应及早给予孩子相关的治疗或心理辅导，帮助孩子建立自信，让孩子与同龄人的相处更加融洽，让孩子的身体与心灵都能健康地成长。

软骨发育不全

我们从小就听过白雪公主的故事，故事中有7个很重要的角色，就是森林中负责采矿、性格迥然不同的7个小矮人。在现实中，我们也会看到明明已经成年，身材却矮小如孩子，四肢短小，头显得比常人要大的人，他们可不是从童话故事中走出来的人，而是软骨发育不全患者。

造成软骨发育不全的原因是第4对染色体发生基因突变，导致人体长骨的生长软骨在生成硬骨时发生障碍，使得骨骼无法正常生长，造成患者手脚短小，身材不成比例。软骨发育不全的发生率为1/40000～1/25000，并无性别与种族之分，几乎所有患者都可以通过基因检测的方式找到基因上的突变点。虽然软骨发育不全是罕见疾病，但不可因此忽视。此病症属于显性遗传，有80%的患者父母皆为正常人，但在基因突变后，此基因可能会随着生育遗传给下一代。如果父母有一方是软骨发育不全患者，那么下一代软骨发育不全的发生率便会为50%；若父母双方皆为患者，那么下一代软骨发育不全的发生率会更高。

软骨发育不全患者有明显的外部特征：额头会显得凸出，鼻梁塌陷，手指粗短呈三叉状，四肢短小等。软骨发育不全也会有并发症，如脑积水、中耳炎、驼背、椎间盘突出等，患者在生活中较容易感到疲惫、肌肉酸痛等，日常应注意营养摄取，避免体重过重。

患者在体能的发展上会出现迟缓现象，因为需要花较长的时间发育肌肉，用以支撑较大的头部，婴儿期往往较晚才能掌控头部的转动，学习行走也较为缓慢，但是只要及时治疗与复健，并不会影响长大后的运动发展。家长需要注意孩子的头围与脑压，若有很明显的变化时，需要进一步进行相关检查，若有脑积水需及时治疗，防止损伤脑部。软骨发育不全患者由于骨骼构造不良，容易出现中耳炎，若出现感染应及时治疗，否则会有丧失听力的危险。

先天的疾病限制了软骨发育不全患者的身高，但并不会限制他们的视野高度以及发展。外貌上异于常人也许会引来许多异样的眼光，这时家人的陪伴与鼓励非常重要，能让孩子拾起信心。我们可以看到许多案例，如软骨发育不全患者成为优秀演员或顶尖运动高手，他们也能拥有自己的一技之长，在专业领域取得非常好的成就。当然，他们也能正常结婚生子，拥有自己的美满生活。

每一个生命都有珍贵与特别之处，外貌上的限制并不能成为禁锢灵魂的牢笼，每个人都能创造属于自己的和谐美满的人生。

努南综合征

努南综合征（Noonan syndrome）的病征与先前介绍过的特纳综合征十分相似：身材矮小、八字眉、脖子短、蹼状颈、青春期迟迟不来、第二性征发育迟缓等。努南综合征与特纳综合征的不同之处在于，努南综合征的发病原因为基因突变而非染色体异常，所以此病症不分性别，男女皆有可能发生。

多数努南综合征患者家族中并无此病史，但此基因可能会遗传给下一代，如果父母有一方患有努南综合征，所生育的后代有50%的概率患有此症。若父母有此基因缺陷，可通过产前检查来诊断宝宝是否同样患有此症；如果父母皆正常，孩子患病是由于偶发的基因突变，则很有可能被忽略。

努南综合征患者的外貌特征在婴儿时期表现得最为突出，随着年龄的增长，这些特征会越来越不明显，在产前检查与婴儿时期检查时，如果医师没有相关经验，此病症很容易被忽略。在诊断时，如果我发现孩子身材矮小，有漏斗胸、青春期发育迟缓等特征，便会通过基因检测去诊断孩子是否患有努南综合征。

努南综合征患者除了生长发育迟缓，可能还会有心脏方面的疾病，男性可能会患有隐睾症，患者也可能会有语言与智力发育上的障碍，都需要及早对症治疗。

努南综合征患者的寿命与普通人相同，但是由于并发症多发，可能导致寿命减少，需要多注意身体，尤其要关注心血管的健康。

6 心理不健康，身高怎么会长

　　不是只有遗传基因、营养、疾病等因素会影响孩子的成长，心理因素也是影响孩子生长发育的绊脚石。

　　现代社会发展迅速，家长们每天都要面对许多生活与工作上的压力，敏感的孩子也同样会面临各种各样的心理压力，这些来源于外部的心理压力，都会间接地影响孩子的生理健康。如不和睦的家庭环境、课业压力、同学之间的相处压力等，都有可能潜移默化地从心理影响到生理，造成食欲不振、睡眠质量不佳、肠胃不适，甚至免疫力低下等问题。

　　心理上的压力也会造成人体内许多机制无法正常运作，在成长的重要时候，如果身体无法正常运作，又怎么能及时长高呢？

　　心理学上，有一种疾病是情感遮断性身材过矮症，患这种疾病的孩子没有身体上的疾病、营养摄取充足，却长得比同龄人矮小。这些孩子不仅身高不高，体重也不足，经过调查后发现，这些孩子多数缺乏母爱，长期处在紧张环境中，甚至处在被攻击、虐待的环境中，导致其下丘脑、垂体受到情绪影响，从而影响生长激素的分泌。这样的孩子还可能出现智力发育迟缓、人际关系不和谐等情况。

而没有安全感会造成孩子在睡眠时容易惊醒，影响睡眠质量，同时影响生长激素的分泌。国外研究发现，这些孩子被带离造成压力的环境后，通常都能迅速地开始成长，恢复正常生长水平，但是一旦又回到那个环境，成长便会倒退回迟缓状态。

这些心理压力也会深深地影响孩子的性格以及未来发展，所以孩子的心理发展同样不该被忽略。

压力压住了情绪，也压住了生长发育

关于身高问题，除了遗传、营养、运动、睡眠，还有一个关键因素很容易被忽略，那便是外在或内在的压力。

很多大人会说："孩子只读书，哪里来的压力？"成人每天面临工作、环境等的压力，孩子每天也要面临课业、环境等各种压力。"压力"不是成人的专有名词。

有调查结果显示，不少儿童对生活感到烦恼，而最大的烦恼与压力来源是课业压力，他们会因此感到焦虑，进而影响睡眠质量。

成绩与成长的失衡

许多孩子在小学时就参加各种补习班或培训班，回到家后写完作业往往已是深夜。在我长期追踪的孩子中，有不少孩子从小学开始便在晚上11点以后才能休息入睡。到了初中、高中，升学压力更大，有的孩子甚至到凌晨3点才能休息入睡。加上来自同学、家长、老师的种种压力，都会导致孩子陷入焦虑或忧虑中，进而影响其睡眠质量，睡眠质量不佳又会影响生长激素的分泌。

在国内外有许多因为心理压力等原因而造成发育迟缓的案例。有孩子因为父母离异造成的心理伤害导致1年里完全没有长高的趋势，也有孩子因为受到家庭暴力，心理压力过大，进而影响到体内激素的分泌，导致心理性发育迟缓。这些孩子经过心理疏导后，都能开始正常地生长。

另外，情绪不好或心理压力过大也可能导致孩子胃口不好或消化不良，使得食物营养无法被很好地吸收，也会影响孩子的生长发育。

压力无处纾解，长不好的"元凶"现形了

许多孩子并不清楚自己正处于过多的压力当中，更无法找到纾解方法，若在此期间没有遇到关心、帮助他们的人，很可能会让心理压力影响内分泌，从而影响成长，还有可能给他们的心理造成无法挽回的伤害，影响他们的一生。

所以父母除了担忧孩子的课业与未来发展，还要观察孩子的身心状况，孩子的哭泣、沉默或叛逆，都有可能是他给外界发出的信号，身为父母应该加以关注。

在纾解压力方面，父母可以关注孩子的业余爱好，通过参加感兴趣的活动可以转移对压力的注意。运动也可以纾解平日的压力。父母平常也应多与孩子沟通，增进亲子关系。

孩子的主要压力来源

生活、学习压力　很多父母为了不让孩子输在起跑点，为孩子安排了很多课程，强迫其上各种才艺班等，使孩子有压迫感，会对孩子的成长产生不良影响。

饮食作息要求　父母要孩子多吃有营养的东西，但孩子就是不爱吃，只能哄着、逼着吃；父母要孩子早点睡觉，但孩子就是不听，总想玩一会儿再睡觉。孩子没有达到父母期望，父母没有满足孩子饮食与玩乐的需求，造成双方都有压力。

夫妻教养观不同　孩子对情绪很敏感，若父母感情不睦，孩子很容易看得出来，从而造成心理压力影响发育。父母双方的教养观要先沟通好，若一方觉得"孩子快乐就好"，应采取放任态度，另一方认为"孩子应严格管教"，要求孩子做各种事情，孩子往往会无所适从，不知道该听谁的。

2～6岁（幼儿园）的主要压力来源

分离焦虑　这是幼儿最常见的压力来源。孩子在这个时期到了新环境，离开平常熟悉的家人，常会哭闹、焦虑，但只要父母、老师给予足够的关爱，压力会慢慢消除。

成人的情绪发泄　双职家庭工作压力大，父母容易将情绪发泄在孩子身上，只要孩子一不顺自己的意就觉得烦躁，有时还会大声斥责。但这个时期的孩子还不太会察言观色，想要父母陪伴或身体不适时不太会表达，常会用哭闹表示。此时，孩子心思比较敏感，一被父母教训就很受伤，而父母又会因工作压力大等不小心教训过头，使孩子压力更大，造成亲子关系破裂。

6 ～ 12 岁（小学）的主要压力来源

成绩、同学间的比较　父母在这个时期很重视孩子的成绩，容易将孩子跟其他同学相比较，这时孩子承受的来自学校的压力比较多。

13 ～ 18 岁（中学）的主要压力来源

课业、成长　这个时期是孩子压力最大的时候，面临中考、高考，课业压力大，又最在意同学的眼光。在这段成长最重要的时间，应该注意补充营养、合理休息、增加运动量，但他们常常熬夜读书、晚睡早起、无法顾及营养，形成一种生理需要与现实差异的矛盾状态。加上他们长时间在外，父母无法顾及，许多孩子靠吃垃圾食物来纾解压力，而油炸食物、甜饮料等随手可得，过量摄入容易影响生长发育。

双方不理解，"亲子压力锅"要爆炸了

"你那么娇小，要多吃食物、多跳绳啊！""我不要！我就是不想运动！"我在看诊时常常听到这样的对话。许多父母觉得自己很高，认为孩子太矮而不断施压。若不让孩子自己去面对这个问题，只是一

味命令的话，他们往往不明白为什么要多吃食物、为什么要运动，容易产生抗拒心理，将父母的话当成功课，敷衍着做。

孩子顶着巨大的压力，背负着父母的期许，越被逼迫，越做不好；父母看到孩子这样，担心孩子长不高，更有压力了，要求更多。"亲子压力锅"要爆炸了！

有效沟通，孩子才能健康成长

成长的道路上应该充满欢乐。父母要好好花时间与孩子沟通，了解孩子为什么不喜欢吃青菜、不想喝牛奶，给孩子解释为什么长高要跳绳、要吃这些东西。在孩子成长的道路上，父母与孩子要一起学习，相互理解。孩子发自内心地愿意多吃食物、进行运动，才会有好的效果。

在看诊时，我也不会给孩子很大的压力，一定要孩子做什么、吃什么，我会不厌其烦地给他们解释为什么要这么做，好好讲道理，他们会懂的。"原来我早睡生长激素就会正常分泌""原来多跳绳可以长得更高"……孩子知道原因后，愿意自发地做运动、好好地吃食物，这比只靠父母期待的效果好多了。

陪伴，就是最好的解药

幼儿和青少年的压力表现相对复杂，跟家庭背景、父母教育方式、父母的期许都有关。我们常听到"青春期的孩子很难管"之类的话。很多父母在孩子青春期时选择放弃管教。其实，这段时间反而要陪着孩子。父母要先试着与孩子沟通，了解孩子的压力来源，把孩子当作朋友，而不是以长辈的姿态高高在上地命令孩子。如果一直给孩子贴上"小孩子"的标签，亲子关系的墙只会越筑越高。

适时忽略，保持耐心

我常和家长说："要适时忽略孩子。"你明明知道孩子就是要摆那副嘴脸给你看，那就不要处处跟他计较。家长应试着与孩子沟通，和孩子当朋友，不要因为一两句话就抓狂，在很多事情上不责备孩子，孩子才愿意和你沟通。

父母都知道要用爱的方式来教育，问题是爱的方式千千万万种，爱和溺爱又只有一线之隔。父母耐心地跟孩子聊天，是爱的表现，但什么都不跟孩子计较，或者任由孩子做任何事，就是溺爱了。"没有完美的父母，也没有完美的孩子。"亲子间最重要的是一起沟通、成长，找出孩子的问题所在，如果孩子不愿意沟通，问题就没办法解决。很多父母会觉得："工作那么忙，我哪里有那么多时间。"工作与家庭的平衡永远是父母的必修课，若一直抱有上述心态，亲子问题只会越来越严重，更不用说帮助孩子健康成长了。

发生了哪些心理变化，主要照顾者最清楚

儿童的心理变化通常只有主要照顾者能看出来，也就是相处时间

最长、最亲近的家长、老师等。孩子在外人面前一般表现得与在亲近的人面前不同，较难看出真实的状况。若外人能轻易看出异常，代表症状已经很严重了，如怎么叫他都不理人、大哭大闹等。有些孩子可能有自闭倾向，眼睛没办法跟人对视；或者情绪认知有问题，会摔东西，大吵不止，怎么哄都停不下来。

有的妈妈会说："孩子在家里不会这样，可能是因为见到陌生人的关系。"这就是主要照顾者和陌生人的差别。工作繁忙的父母往往不是主要照顾者，他们常给医师转述："家里老人说孩子都不肯吃东西，还乱打人""老师说孩子最近怪怪的，都不理别人，教他东西也不肯学"……

孩子面对不同的人，表现并不一样，例如相处时间最长的主要照顾者、每天都见到但不常相处的父母、第一次见到的陌生医师……不严重的情绪症状是很难被发现的。

而观察青少年的重点是要和日常表现对比，若平时就安静，现在话少就不算异常。最直接的就是看成绩单，成绩退步不是指标，但至少可以发现"孩子怎么突然不好好读书了"等现象。跟之前比成绩突然大幅退步，爱顶嘴，跟兄弟姐妹吵得很凶，一回到家就什么都不管，把自己关在房间里打游戏……若孩子出现种种反常、极端的行为，就需要留意了。

最后，父母还是要尽量花时间陪伴孩子，或者常与照顾者、老师沟通，密切关注孩子的状况，通过长期观察、搜集信息来了解孩子，这也是我的育儿观。

7 孩子有多高，父母是关键

很多父母会问我：明明看见有些父母个子不高，孩子却超越父母的身高，或父母个子很高，孩子却长得矮小，亲戚的孩子们站在一起，身高差距一目了然。到底父母的身高是不是决定孩子身高的关键因素呢？

我的回答是："是的。"

孩子的身高与父母的遗传有很大的关系，父母遗传对孩子身高的影响达75%～80%，但不要因此气馁，还有20%～25%是靠后天的努力，只要把握好，孩子一样能"高人一等"。遗传身高可以通过公式计算。

身高预测公式（最终可以长到的身高）

男 （爸爸的身高+妈妈的身高+11）/2±7.5（厘米）

女 （爸爸的身高+妈妈的身高-11）/2±6（厘米）

[不同场合或不同数据下，括号里会出现±（11～13）的情况。]

通过公式进行计算，可以让我们了解孩子大致的身高范围。孩子的身高主要取决于父母与家族的遗传，每个家庭都不一样，怎么能和同学、邻居孩子比呢？

若孩子在班上算高，但看父母的身高，可能会发现他的身高已经偏离正常生长曲线了，高度还是不足。要看孩子的身高是否在正常的生长曲线上，若偏离，就要多加留意，并询问医师。来看看下面的案例。

范例：甜甜长得够高吗

甜甜身高的相关数值

爸爸身高：178 厘米		妈妈身高：169 厘米	
年龄：9 岁	性别：女	身高：136.1 厘米	体重：27 千克
同龄人平均身高排名：在 100 个 9 岁儿童中为前 25 名			
同龄人平均体重排名：在 100 个 9 岁儿童中为第 50 名			
身高预测计算：（178+169-11）/2=168 厘米			
身高范围：162 ~ 174 厘米（168±6 厘米）			

甜甜的身高排在同龄人平均身高的前25名，看似长得很好，但如果画在生长曲线图上，就会知道从她父母的遗传来看，身高是不够的，数值没有在正常的生长曲线上；而身高排在前面，体重却排在同龄人平均体重的第50名，代表身高与体重的比例"不匹配"，有可能是她吃得太少，或者营养不够。"看起来没问题，一看量表、曲线图就知道有问题"，这就是看量表、曲线图的意义。

医师小叮咛

和自身条件比较才是判断的基准

孩子是独一无二的，不能和他人比。成长也是，要跟自己的遗传条件比较，这就是为什么要用儿童生长发育量表去判断。"你看！我女儿在班上很高啊！"相信你我都听过类似的话，很多父母认为这样就是长得好。但事实上，每个孩子的遗传条件都不一样，不能将孩子和班上的同学比较。

Q：若父母比较矮，孩子想要长得比平均身高还高，有可能吗？

A：看父母身高是否为最高值，若已为最高值，不可能突破太多。

首先要看父母的身高。若用父母的身高算出来的女孩身高预测中间值是 152 厘米，代表在 ±6 厘米的情况下，孩子可以长到 146 ~ 158 厘米。其次要看遗传身高，看父母兄弟姐妹的身高，因为有可能父母没有长到他们遗传的正常身高，但其兄弟姐妹有可能长到了遗传的正常身高。例如：妈妈 150 厘米、阿姨 160 厘米，爸爸 165 厘米、叔叔 175 厘米，代表爸爸妈妈后天没有长到爷爷奶奶和外公外婆遗传的正常身高，那么孩子就有可能比预测的身高高。

这样女孩的最终身高预测公式，就要把爸爸的身高换成叔叔的身高，把妈妈的身高换成阿姨的身高，也就是"（叔叔的身高＋阿姨的身高 –11）/2±6 厘米"，这样才是最准确的。

最后可以再往上推，看爷爷奶奶和外公外婆的身高。若孩子的父母没有长到遗传的正常身高，也就是经由爷爷奶奶和外公外婆的身高算出来的身高预测值，代表孩子的父母比他们应该要长到的身高矮，则孩子有可能长得比身高预测值的最高值还高。

但若父母的身高皆在正常值范围，想要突破"+6 厘米"有一定难度。

每年要长多高才够？1年长4厘米是正常的吗

各年龄段的年生长率都不一样，1～6个月长得最快，1年长18～22厘米；4～9岁长得相对慢，1年长5～6厘米。1年长4厘米，低于长得最慢时的数值，一定不正常。

有些性早熟儿童的年生长率会高于平均值，例如别人11岁时才有的年生长率，他们8岁时就已经有了，或者从6岁左右就开始发育，骨龄比实际年龄大3年左右，当然后来就会比同龄人矮许多。

可以参考以下生长数据。

年龄	年生长率（厘米／年）
1 ～ 6 个月	18 ～ 22
6 ～ 12 个月	14 ～ 18
1 岁	11
2 岁	8
3 岁	7
4 ～ 9 岁	5 ～ 6
青春期（女）>11 岁	6 ～ 12
青春期（男）>11.5 岁	7 ～ 14

8 肥胖或营养不良，成了生长发育的绊脚石

我们常听老一辈的人说，孩子要胖胖的，以后才会长得高，所以他们总是不断地让孩子进食。我的助理也曾告诉我，在她的成长阶段中，也听长辈说过："小孩子肚子上的肉是未来长高时用的。"这些观念在我看来都不正确。

小时候胖就是胖。若放任导致肥胖的饮食与生活方式，造成人体内脂肪细胞不断生长，只会使孩子越来越难瘦下来，除了影响小时候的生长发育，成年后患心血管疾病、糖尿病等慢性疾病的风险也会增加。这些对身体有害的习惯以及脂肪细胞甚至会继续影响下一代、下下一代。所以我们必须重视儿童肥胖问题。

肥胖对成长不利，偏瘦对成长有利吗？现代许多年轻的父母因为受到影视剧的影响，觉得瘦的体态才是好看的，甚至会控制孩子的饮食，要求孩子不正常地减重。过瘦与营养不良同样影响孩子的成长与健康。

孩子的身高、体重是否正常，身体是否健康，不能靠目测来判断，还是需要通过专业的测评才能判断。

医师小叮咛

先长胖，再长高？错！

对正在发育的孩子来说，肥胖是不健康的。孩子一定是先长身高再长体重，若将先"横向发展"视为正常现象，认为"现在胖没关系，以后再长高就好"，对孩子的肥胖症状置之不理，会严重影响孩子的成长与健康。

如何判断孩子的体态是否健康

要判断孩子的体态是否健康，最容易的方法是查看学校的常规健康检查结果，学校会根据检查结果告知家长孩子目前的体重、视力等测量结果是否在正常范围内，有些学校会进一步告知身高与成长的具体问题，让家长带孩子进行相关的检查与治疗。

最简单迅速的方式是通过BMI（体重指数）来推断孩子目前的体态状况。孩子与大人的BMI参考数值是不同的。孩子的BMI数值量表详见本书第6部分。

以年龄10岁、身高130厘米的孩子为例。假如孩子的体重为35千克，以成人的BMI标准来看，数值是正常的，可是当我们以儿童BMI标准来看时，就会发现其实孩子的体重已经超标了。

难道体重就是唯一的判断标准吗？

重量相等的脂肪与肌肉，脂肪的体积约比肌肉大15.3%，每千克脂肪消耗的热量却比肌肉少。

有些人因为体质的关系，看起来很纤瘦，但其实体内大多都是脂肪而非肌肉。所以除了测量体重，还可以通过测量体脂来了解孩子体内的脂肪比例。全面了解孩子真实的健康状况，才能在后续适时调整饮食与运动量，不让孩子只长脂肪而不长肌肉。

明明三餐都正常吃，为什么还会营养不良

现代人生活便利，街头巷尾都有小吃店、餐厅，随处可见的便利店中也贩卖着各种食品，食物的取得十分方便，所以造成了现代人逐年攀升的肥胖问题。那为什么还会有孩子有营养不良的状况呢？明明三餐都正常吃，为什么孩子总是很瘦，是不是营养不良？如果真的是营养不良，该怎么办？

很多人认为营养不良就是吃得不够多，或热量、蛋白质等摄取不足，实际上，孩子的营养状况并非如此。营养不良除了营养不足，还包括营养过剩。

严重挑食、偏食等不良饮食习惯是造成营养不良的原因之一。我们发现长期偏食的儿童容易出现正餐时食欲不振、非正餐时偏爱零食点心、抗拒吃某种食物等情况，这些不良饮食习惯可能是因为家长的饮食观念不正确，或家长引导孩子摄入食物时使用不正确的互动方式，例如强迫喂食、过度责骂、零食鼓励等造成的。

过度偏食可能使孩子因为营养摄取不足而身材瘦小，也可能使孩子因为该摄入的营养摄入不足、应控制的营养摄入过多而过度肥胖。

明明好好吃饭却吸收不良，小心肠瘘

除了饮食习惯问题，家长还要注意孩子是否有肠瘘。

肠道是人体的消化器官，也是负责吸收食物营养的重要器官，而肠瘘则是因为肠黏膜破损，使得细菌、病毒进入体内，引发身体的免疫反应，使得白细胞对人体器官进行攻击。肠瘘会导致孩子免疫力下降、食欲不振、消化不良、注意力不集中，长期下来有可能造成身体无法正常吸收营养，从而影响生长发育。

当我发现追踪的孩子饮食状况都正常，却仍然出现营养不良的症状时，我便会通过采集血液与粪便，来检测孩子是否患有肠瘘。

引发肠瘘的原因之一是慢性食物过敏，令孩子过敏的食物被摄入后会刺激肠胃，进而导致肠黏膜破损，造成肠瘘。通过检测粪便可以得知孩子吃下的食物中有哪些是没有被吸收或极少被吸收而变成粪便排出的。当检测到原因后，可以进行相关治疗，帮助肠道恢复健康，让营养得以正常吸收。

肥胖与营养不良对生长发育的影响

对成长期的孩子而言，营养尤其重要，但不管是营养不足还是营养过剩，都会对身体造成影响，很多影响不只表现在生长发育方面，更可能会影响孩子一辈子的健康。

肥胖除了会增加心血管疾病发生风险，还会使孩子的生长发育提前，造成性早熟，使得骨龄超前，骨骺提早闭合，造成身高停滞不长。造成肥胖的饮食习惯如果没有戒除，会影响孩子一辈子的健康，甚至使不健康的习惯代代相传。

营养不良对人体有重大的影响。身体长期缺乏营养，对成长中的孩子而言，生长发育会受到直接的影响，在最需要营养的时候缺乏营养，会使生长发育迟缓。孩子会因为体内缺乏可以保护人体的肌肉与脂肪，变得身体无力以及畏寒，也会因为热量不足，导致体能低下，容易感到疲惫。缺乏营养还会影响孩子的专注力与情绪控制，孩子上课很难集中注意力，容易打瞌睡或不专心，情绪也会起伏不定。种种因素会使孩子身体抵抗力低下，影响自身免疫系统以及身体健康。过度肥胖和长期营养不良都会导致呼吸道问题及器官健康问题。

我时常会遇到需要控制孩子饮食的家长。孩子总会吵着要吃或不吃某些食物，家长心疼孩子，往往就会妥协。面对孩子的终身 健康问题时，家长除了要了解孩子真正需要的营养，还要有正确的观念，只有家长有正确的观念，才能教导与影响孩子，让孩子学会如何正确与食物相处，了解身体健康与营养的重要性，拥有一辈子的健康。

3

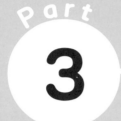

明明长得很快，为什么最后却比别人矮？——认识性早熟

不要因为孩子突然长高而欣喜，
小女孩乳房隆起、小男孩睾丸变大，
提早发育，骨龄异常，
一时变高，最后却矮，
小心性早熟找上孩子。

1 性早熟是什么

现代社会科技发展迅速，社会压力却逐渐增大，生活环境也逐渐复杂，导致我们越来越容易忽略自身及家人的身体健康。而许许多多不健康的加工食品与环境污染，时时刻刻都在影响着孩子的成长。

如今食物取得十分方便，获得营养相对容易，对于身体健康、身高与遗传，社会大众也有一定的认知，关于孩子成长的知识，大众也应该有所了解，真实状况却不是这样。

在门诊，我发现很多女孩在上小学时，就已经开始有乳房等第二性征的发育，或出现身高比同龄人高出不少的情况，但很多家长误以为这是孩子营养摄取充足、成长迅速的表现，这其实是性早熟。

现在性早熟的现象变得越来越普遍，成为无形之中影响孩子成长的关键因素之一，但很多家长往往忽略了，甚至在听到"性早熟"时会表现出抗拒。

"性早熟是什么？""性早熟与青春期发育的关联在哪里？""是什么造成性早熟？"本书第3部分就来解答家长们对于性早熟的疑问。医学上对于性早熟有明确的定义，当孩子出现以下三种状况时，医师便会安排检查，来判断孩子是中枢性性早熟还是外周性性早熟。

性早熟的定义

1. **性征发展提前**　女孩在8岁前出现第二性征，或在10岁前月经来潮；男孩在9岁前出现第二性征。
2. **骨龄超前**　骨龄比实际年龄超出2年以上。
3. **激素水平超标**　体内的激素水平超过该年龄的标准值。

性早熟类别

中枢性性早熟（真性性早熟）　由于下丘脑-垂体-性腺轴功能提前启动，导致第二性征提早发育。

外周性性早熟（假性性早熟）　不依赖下丘脑-垂体-性腺轴的激活，而是由于其他病理性或外在环境刺激导致孩子体内性激素堆积，使得第二性征提早发育。

　　研究显示，女孩出现性早熟的比例约为男孩的10倍，但也不可因此忽略男孩的身体变化。而女孩的中枢性性早熟多半找不到原因。

　　女孩的第二性征较容易观察，主要表现为乳房发育，发育时会有肿胀感，在施力触碰时可能会感到疼痛，且阴部可能会长出细小的阴毛。但男孩的第二性征发育往往比较难发现，其第二性征发育通常从睾丸变大开始，由于孩子到一定年纪后，往往可以独立洗澡，父母便很少能接触到孩子的身体，也较难观察到其身体变化。在医学上，医师会测量睾丸的体积或直径，体积大于4毫升或直径大于2.5厘米就代表可能已经开始发育。若不知道如何判断，可以请教专业医师。

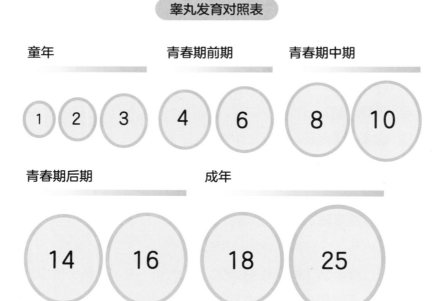

睾丸发育对照表

童年　　　青春期前期　　　青春期中期

1　2　3　　4　6　　8　10

青春期后期　　　成年

14　16　　18　25

注：单位毫升。

性早熟会导致骨龄增长过快，造成孩子提早长身高，若骨龄增长到一定程度就没办法再长高了。

治疗性早熟时，可以让孩子跳跳绳、打打羽毛球等，以促进激素的代谢，让孩子先长身高，减缓骨龄的增长速度。以下"黄金成长方法"可以帮助治疗性早熟。

黄金成长方法

1. **21:00 ~ 22:00睡觉**　入睡90分钟后，接近23：00时，生长激素分泌最旺盛。

2. **摄取高蛋白食物**　高蛋白食物有奶及奶制品、鱼类、蛋类、瘦肉类、大豆及其制品等。

3. **补充含钙食物**　每天可以喝500毫升全脂牛奶，多吃小鱼干、海米、黑芝麻、豆制品、深绿色蔬菜等。

4. **多吃含锌食物**　含锌食物有糙米、胚芽米、瘦肉类、虾仁、牡蛎、蛋黄、黑芝麻、南瓜子等。

5. **餐间不吃油炸食物与甜食**　应尽量避免食用炸鸡、炸薯条、糖果、奶油蛋糕、碳酸饮料等。还应避免咖啡因的摄入。

6. **每天运动30分钟**　多进行阳光下的有氧运动，运动重在坚持。

2 为什么会出现性早熟

造成性早熟有诸多因素。除了遗传原因，中枢性性早熟患者中约有90％的女孩发病原因不明，而有70％的男孩的中枢性性早熟可以找出先天或后天的病理性原因。

除了病理因素，后天的饮食营养、环境等都会诱发性早熟。以下就从病理、后天以及环境激素等方面来带领家长认识性早熟的成因。

病理性原因

外周性性早熟的原因多为内分泌腺体出现了问题，大部分为病理性原因，例如肾上腺增生、肾上腺肿瘤、卵巢肿瘤、睾丸肿瘤等，这些因素都会造成体内内分泌与激素异常，进而导致孩子第二性征提早发育。

这些病理性原因，除了影响孩子的生长发育，还影响孩子的身体健康，不可不重视。

后天因素

在后天因素造成的性早熟中，肥胖是很重要的影响因素之一。不论是男孩还是女孩，影响身高与性早熟的关键因素都在于雌激素，而雌激素会囤积在脂肪细胞内，身材越肥胖，体内的脂肪细胞越多，囤积的雌激素就越多，进而刺激骨骺提早发育与闭合。

在生活中，我们就可以观察到，许多身材较为肥胖的孩子，在同龄孩子中，身高往往也较为突出，但是当真正到了青春期时，身材肥胖的孩子却再也没有长高，逐渐被其他孩子超越，这就是因为肥胖造成骨骺提早发育与闭合。此外，体内雌激素过多，容易使男孩患男性乳房肥大症。

认识激素

在了解环境激素之前要先认识激素。激素指人和动物的内分泌器官或组织直接分泌到血液中的对身体有特殊效应的物质。激素会由血液传递到细胞与器官，使身体得以正常运作。如甲状腺激素可以促进新陈代谢、提高神经兴奋性，甲状旁腺激素则与血液中的钙有关，肾上腺素与身体的爆发性运动有关，而胰岛素则可以控制血糖浓度。通过激素的传递能控制身体细胞与器官运作，从体内代谢到外在的毛发生长，甚至连情绪都与激素息息相关。

其中，性激素与人体青春期的成长最为相关。青春期时，生长激素与性激素都会增加，从而促进生长。但激素的剧烈波动也会影响孩子的心理与情绪表现，孩子会因此进入叛逆期。

性激素由垂体分泌。当孩子进入青春期后，垂体会分泌黄体素与卵泡刺激素，刺激卵巢或睾丸发育，也影响身体外貌，如女孩乳房发育与男孩喉结、胡须生长。身体的生长与激素的分泌都会使骨骺逐渐闭合。

青春期是孩子成长最关键的时候，从身高、外貌到自我认同，都会深深影响孩子成年后的发展。

认识环境激素

随着科技的发展与生活形态的改变，环境激素的影响逐渐被讨论，许多学者、医师开始呼吁大众要注意环境激素带来的健康危害。环境激素到底是什么？它是怎样无声无息地影响人们？孩子的性早熟是不是环境激素造成的？这一节就来为大家说明。

环境激素又被称为"内分泌干扰素"，用以统称那些类似于生物体内激素的化学物质。

环境激素的种类繁多，包含农业杀虫剂、工业用化合物、塑化剂、金属、燃烧化学物品时所产生的附加物等。目前已知的环境激素有70多种，其中农药就占了40多种。这些环境激素有可能随着雨水、气流甚至食物链而进入人体，对人体健康造成损害。这些环境激素对人体与环境造成的影响，引起许多国家的重视。

环境激素与人体健康

由于环境激素的组成与生物体内的激素十分接近，当环境激素随着饮食、空气等进入人体后，人体细胞无法分辨这些外在激素与人体所生成的激素，从而抑制或干扰人体内原本的激素分泌，进而改变人体的内分泌系统、神经系统、免疫系统等的运作，使人体健康出现异常，如女性出现子宫病变、患乳腺癌，男性生育力下降、患前列腺癌，还可能出现垂体与甲状腺病变、神经病变等。

环境激素对于孕期胚胎影响很大，可能造成胎儿神经发育不良、免疫系统不良、生殖能力低下等。

环境激素与性早熟

环境激素进入人体后，会直接影响人体的激素分泌，从而造成人体内分泌异常，对成长期的孩子来说，最直接的影响便是身体发育出现异常。这些环境激素如同雌激素，会刺激孩子的身体，使孩子提早发育，造成性早熟，性早熟又会使骨骺提早闭合，造成孩子身高发育提早受到限制。

生活中最容易让人接触到的环境激素是塑化剂。随处可得的塑料制品，如外带饮食所使用的各种塑料容器等，都有可能含有塑化剂，塑化剂会间接进入人体，给人体带来不利影响。要尽量避免让孩子咬玩塑料玩具，使用塑料容器时要避免加热，若需要加热，需换成玻璃容器等其他容器。因为塑化剂经常被当作定香剂使用，所以也要避免过多使用香水、乳液、精油、指甲油或含有大量芳香剂成分的沐浴液、洗发水等，以免塑化剂通过皮肤进入体内。

医师小叮咛

Q：什么是男性乳房肥大症？

A：男性乳房肥大症患者的乳房像女性般隆起。男性乳房肥大症主要是男性的雄激素与雌激素失衡、后者多于前者，服用药物或其他病理性原因所致。

男性乳房肥大症患者可能出现单侧或双侧乳腺增生，使得男性乳房如同女性般发育、隆起，可能会有疼痛感。患男性乳房肥大症的原因主要是男性体内雌激素与雄激素失衡，睾酮生成减少，雌激素多于雄激素。

除了肥胖，服用药物或其他病理因素也有可能造成男性乳房肥大症的发生，例如睾丸肿瘤、肾上腺皮质肿瘤、甲状腺功能亢进、肝病等。

3 性早熟的影响与诊断

性早熟的影响

性早熟除了让孩子第二性征提早发育，还会造成骨骺提早闭合，身高增长提前停滞，导致孩子成年后身材矮小，孩子也可能因此出现心理问题，千万不可忽视。

如今对于性早熟有许多治疗方法，只要能早发现、早治疗，就能让孩子抢回长高空间。除了观察孩子的发育状态，还可以通过学校每学期健康检查的身高、体重数据，来推测孩子是否出现性早熟的情况。

通常，孩子在青春期之前，每年长高6厘米左右，若孩子在半年内（或一学期）身高突飞猛进，长高了6厘米以上，家长先不要开心，应警惕性早熟的出现，可以请医师来评估。

一时长得快，小心最后长得矮

"最近长高了不少，真棒！以后一定可以长到 180 厘米。"

家长发现孩子明显长高时往往欣喜不已。小心！这可能是性早熟的征兆。性早熟会使骨龄快速增长。若跟平常比，生长速度明显加快，那么骨龄可能正在加速增长。

通常，男孩骨龄 16 岁，女孩骨龄 14 岁，会停止长高。若骨龄加速增长，孩子生长时间就会缩短。一时的"高"，会导致最后的"矮"。若发现孩子突然长高，一定要尽快就医，避免耽误治疗。

性早熟的诊断

医师通常会通过以下几点去判断孩子是不是性早熟。

1. **家族病史**　通过了解家族病史来判断孩子是否可能遗传影响生长发育的相关疾病，并确认父母及兄弟姐妹的生长发育史。

2. **身体检查**　通过测量身高、体重，判断孩子现在的身高是否超过或低于平均值。确认生长速度，并且检查第二性征是否发育。

3. **X射线检查**　通过手骨X射线检查判断孩子的骨骺状态是否与实际年龄相符，并预测最终成年身高。

4. 腹部超声检查 通过腹部超声检查，可以判断是否有卵巢囊肿或其他肿瘤。

5. 脑部断层扫描 如果确定为中枢性性早熟，可利用脑部断层扫描来排除脑瘤或其他脑部疾病。

在进行性早熟的治疗前应经过专业医师诊断，确定性早熟的成因与治疗方式。也有一些情况是不需要接受治疗的。

1. 孩子已接近正常发育年龄。

2. 发育缓慢，6个月以上没有观察到第二性征的发育或变化。

3. 女孩预期成年身高超过150厘米，男孩预期成年身高超过160厘米。

性早熟的治疗

了解性早熟的原因、影响、诊断后，接下来我们了解一下性早熟的治疗方式。性早熟的治疗可分为手术治疗与药物治疗。

手术治疗　用于中枢神经受损或病变情况导致的性早熟。例如发现脑瘤，医师可能先行安排相关手术治疗。

药物治疗　用于特发性、神经性或继发性的中枢性性早熟。主要利用促性腺激素释放激素类似物治疗。

Q：什么是促性腺激素释放激素？

A：简单来说，就是一种会使性激素水平下降，让卵巢或睾丸减缓发育的激素。

促性腺激素释放激素（GnRH）又称为促黄体素释放激素（LHRH），药物进入体内后会作用于垂体，使其无法制造并释放刺激卵巢或睾丸制造性激素的促性腺激素，使得血液中的性激素水平下降。

性早熟需要治疗多久

一般而言，到孩子正常青春期开始的时候便可以停止治疗，使其恢复正常的发育机制。每个人的情况不同，医师会通过治疗效果来确定治疗时间。

医师小叮咛

Q：错过性早熟治疗期，孩子就没办法长高了吗？

A：骨骺没闭合前还能长高。通常女孩骨龄未到 14 岁，男孩骨龄未到 16 岁，都有长高空间。

例如，女孩在 8 岁时发现性早熟，骨龄为 10 岁，剩 4 年骨龄，若在这段时间努力弥补还是可以长高的，只是看能不能长到父母遗传的身高。若她到 12 ~ 13 岁才就诊，骨骺已闭合，则几乎无法长高了。

女孩骨龄 14 岁，男孩骨龄 16 岁时，通常会停止生长。应该在孩子年龄较小时就密切留意是否有性早熟的状况，一旦发现性早熟，就先通过手骨 X 射线检查确认骨龄，若到 12 ~ 13 岁都不管，就来不及了。

透视成长轨迹，把握孩子的生长发育黄金期

孩子的成长只有一次，
怎么才能长得好、长得高、长得壮，
抓准时机，从小养好身体，
为成年做准备，
就从认识孩子的各个时期开始……

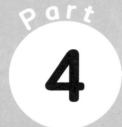

1 生命一千天，
赢在更前面

孩子的成长只有一次，我们应该慎重把握。不同阶段孩子所需要的帮助不尽相同，本书第4部分，我们就来介绍不同阶段的孩子需要的生长发育条件，同时讲解与生长发育相关的正确观念，让父母可以在孩子生长发育的黄金期正确帮助孩子。

现在的社会环境与以前相差很大：以前，多子多孙很普遍，代表着家族的繁衍壮大；现在，随着生活环境与观念的改变，晚婚的人越来越多，孕育孩子并不是那么容易的事情了，每一个孩子都是如此宝贵。

当然，在孕育下一代时，大家都希望能生下健康的宝宝，也希望宝宝能拥有美好的未来。要想奠定孩子未来的基础，则要求不仅要赢在起跑点，更要赢在起跑之前。

奠定孩子健康成长的基础，其实从精子与卵子结合时就开始了，在精子与卵子结合前，就必须营造好适合的环境，让父母双方的基因充分表现，让孩子能获取最好的基因。在胚胎着床后，要在孕期补足营养，让出生后的宝宝更健康。

孩子出生后，我们也不能松懈，在孩子2岁以前，要给孩子补充各方面发育需要的营养，并维持该有的生长曲线，提高抵抗力，促进大脑发育。

从孕前到孩子2岁，1000个日子，我们称作"生命1000天"。把握好这1000天，才能让孩子的发育不输在起跑点外。

在生命最初的1000天做好各项防护，能为孩子日后的健康打好基础。"生命1000天"是指"怀孕的270天+1岁的365天+2岁的365天"，这段时间是营养的关键期，也是黄金治疗期。

这1000天又分为三个阶段：孕期（怀孕到出生）→婴儿期（0～1岁）→幼儿期（1～2岁）。这时特别需要补充营养素，若所有的基础都打好了，孩子就不容易生病，以后才能更好地成长。

生命1000天　　怀孕的270天+1岁的365天+2岁的365天

生命1000天三阶段　　孕期（怀孕到出生）→婴儿期（0～1岁）→幼儿期（1～2岁）

为孩子超前部署的关键营养素

在做好充足的孕前检查，并且顺利怀孕之后，我们还有许多能为孕妈妈与宝宝做的事情，最重要的就是为孕妈妈与宝宝补充所需的关键营养素。接下来就为大家介绍这些重要的营养素以及它们的作用。

在孕期，孕妈妈们一定要特别注意，不同阶段要补充相应的营养素，才能做到"长胎不长肉"，给宝宝的生长发育提供充足的营养。以下为针对孕期及婴幼儿期的营养补充。

孕期及婴幼儿期补充关键营养，好处多多

名称	主要功能	主要来源	主要注意事项
叶酸	预防新生儿神经缺陷，降低新生儿先天性心脏病、唇腭裂的发生风险，降低孕妇妊娠高血压的发生风险，预防贫血	动物肝脏、蛋类、豆类、菜花、菠菜、芦笋、扁豆、草莓、番石榴等	不可过多摄入。过量摄入叶酸会对体内铁、锌等矿物质的吸收造成干扰。摄取量见内文
铁	制造红细胞必需的物质。帮助氧气、各种物质在体内的供应	动物血、肝脏、红肉、菠菜、苋菜、木耳、紫菜、红枣、红豆、番石榴（促进铁的吸收）、柑橘类（促进铁的吸收）等	不可与影响铁吸收的食物一起食用，如含有鞣酸的食物。而钙与铁会竞争吸收，若服用钙片补钙，为避免影响铁的吸收，服用铁剂或摄入含铁量高的食物后，要间隔至少2小时再服用
DHA	促进幼儿脑细胞发育，有助于视力发育、抑制炎症等	三文鱼、鳕鱼、沙丁鱼等，肉蛋类（少量DHA）、海藻（少量DHA）等	已出生的幼儿不宜直接摄入大量鱼油，容易引发过敏等。最好通过天然新鲜的食物来补充营养素
母乳	含有三大营养素：碳水化合物、脂肪与蛋白质。促进宝宝的大脑及神经发育，促进肠道菌群的生长	女性	母乳中较容易缺乏维生素D，所以有些纯母乳喂养的婴儿出生后几天内就需要开始补充维生素D。对于有缺铁和缺锌风险的婴儿，要及时补充铁和锌。注意：母乳喂养并非必须。产妇不需要有太大压力

叶酸

叶酸是B族维生素中的一种，又被称为维生素B_9，它是人体必需营养素，是人体制造红细胞时不可或缺的物质之一。

女性在备孕期就要开始补充叶酸了，现在很多女性在孕前6个月就会开始进行叶酸等营养素的补充。

摄入适量叶酸，能预防新生儿神经缺陷，降低新生儿先天性心脏病、唇腭裂的发生风险，还能降低孕妇妊娠高血压的发生风险，预防贫血。对普通人来说，摄入适量叶酸有助于维持神经系统的正常运作，还有助于维持心血管健康。

叶酸属于水溶性维生素，所以无法长久储存在体内，必须通过每日的饮食或营养补充剂来补充。

富含叶酸的食物有动物肝脏、蛋类、豆类、酵母、绿叶蔬菜、水果及坚果类。很多天然的食物中就含有叶酸，如菜花、菠菜、芦笋、扁豆、草莓、番石榴等。

在烹调时也要注意，叶酸遇水容易流失，也会因为高温而被分解。

摄入适量叶酸好处多多，但过量摄入叶酸会对体内铁、锌等矿物质的吸收造成干扰，所以在摄入剂量上要特别注意。一般成人每日建议的摄入量为400微克，孕妇每日建议的摄入量为600微克。

铁

铁是人体必需的微量元素之一，除了是制造红细胞必需的物质，也与氧气、物质在体内的供应大有关系。我们常听长者说，女性要补铁、女性容易缺铁，但其实缺铁不只会发生在女性身上。长期缺铁会影响人们的日常生活。

孕妈妈尤其要注重铁的补充，如果孕妈妈长期缺铁，除了造成贫血，还会直接影响胎儿的神经发育或导致胎儿生长发育迟缓，甚至可能会引发早产。

孕妈妈长期缺铁，会对孩子的神经认知造成不可逆转的损伤，孩子的情绪、行为认知都会出现问题。如果孩子在青春期时出现缺铁现象，也会影响其神经认知，导致记忆力下降、无法集中注意力，但是这些症状在服用铁剂后可逐渐改善。

建议孕妈妈在孕早期每日摄入20毫克铁，在孕中期每日摄入24毫克铁，在孕晚期每日摄入29毫克铁。

动物血、肝脏及红肉中铁含量丰富。许多天然食物含铁量也较高，如菠菜、苋菜、木耳、紫菜、红枣、红豆等。也可以搭配食用含有维生素C的水果，来促进铁的吸收，如番石榴、柑橘类水果等。

在补铁时，要注意不可与影响铁吸收的食物一起食用，如含有鞣酸的食物。而钙与铁会竞争吸收，所以若服用钙片补钙，为避免影响铁的吸收，服用铁剂或摄入含铁量高的食物后，要间隔至少2小时再服用。

从天然食物中补充营养素是最好的，如果无法通过饮食补充足量的铁，可以遵医嘱通过服用铁剂来补充。

DHA

了解DHA（二十二碳六烯酸）之前，我们先来了解ω-3脂肪酸。ω-3脂肪酸是一种人体无法自行合成的不饱和脂肪酸，也是人体必需营养素之一。而ω-3脂肪酸中就含有DHA、EPA（二十碳五烯酸）等对人体非常重要的营养素，其在大脑、视网膜与神经元细胞膜中含量最多。

DHA能促进幼儿脑细胞发育，有助于视力发育、抑制炎症等。

世界卫生组织认为，DHA对新生儿与婴儿的视力、大脑发育及智能发展有很大益处。

因为人体无法自行制造DHA，所以只能靠饮食来补充，新生儿的DHA补充主要依靠妈妈。饮食中含DHA最多的是深海鱼类，如三文鱼、鳕鱼、沙丁鱼等，肉蛋类与海藻也含有少量的DHA。

但大量食用深海鱼油也会造成营养的互相牵制，影响孕妈妈体内胎儿的生长，婴幼儿也不宜直接摄入大量鱼油，以免引发过敏等。最好通过天然新鲜的食物来补充营养素。也要注意营养的均衡。

母乳

宝宝出生后的营养供应通常来自母乳，医学上也肯定了母乳喂养对母亲与孩子的好处。母乳中含有许多婴幼儿生长发育所需要的重要营养素，同时母乳喂养可以帮助母亲与孩子建立良好的互动关系，也有助于母亲的产后恢复，可谓好处多多。

母乳中有三大营养素：碳水化合物、脂肪与蛋白质。这些物质除了能为宝宝提供成长所需的重要营养素，还能促进宝宝的大脑及神经发育，促进肠道菌群的生长。

一般来说，母乳喂养到宝宝6个月左右，就要开始添加辅食。母乳中较容易缺乏维生素D，所以有些纯母乳喂养的婴儿出生后几天内就需要开始补充维生素 D。对于有缺铁和缺锌风险的婴儿，要及时补充铁和锌。

随着孩子的成长，母乳量要逐渐减少，辅食的量要逐渐增加。

医师小叮咛

母乳量不够别勉强，快乐养育最重要

每个人的体质、泌乳量等本来就不同，不必因为母乳量少或没有母乳而忧虑。就算没有母乳，只要营养均衡、充足，孩子同样能健康成长。最重要的是能开心健康地养育孩子。若母乳量不够，妈妈们千万不要勉强，否则压力、焦虑上身，反而会带来负面影响。

幼儿发展的关键阶段

孩子的成长分为几个阶段，每个阶段因为成长的方向不同，所以关注的重点也有所不同，在适当的时候给予孩子适当的帮助，才能助力孩子茁壮成长。

幼儿发展阶段

0～1岁：大脑发育黄金期。

0～1岁是孩子大脑发育的黄金期，孩子所摄入的营养约有60%用于大脑发育，所以这个时期的孩子，脑袋看起来会稍微大一点。大脑发育了，身体才能放心地生长。这时的孩子更需要营养的摄入以及亲子间的良性互动。除了维持大脑发育，还要让孩子情绪稳定，增强其专注力与记忆力。

1～2岁：留意DHA摄取，持续促进大脑及神经发育。18个月是孩子学习词汇最快的时期。

孩子1～2岁时，需要特别注意DHA的摄取，以促进孩子大脑及神经发育。此时，家人与孩子之间的互动、家人耐心的照顾能增加孩子的印象，还有助于培养孩子日后的同理心、抗压性以及解决问题的能力，这个时期也是训练孩子独立的重要时期。此外，18个月是孩子学习词汇最快的时期。

2岁：脑细胞连接已完成，能讲出简单的句子，模仿能力强。

到了2岁，孩子的脑细胞连接都已完成，这时孩子的脑细胞结构已与成人相同，准备进入新的成长阶段。此时孩子已能运用约300个字，并且能讲出简单的句子，模仿能力强。在营养摄取上，钙的摄入与维生素的摄入同样重要，有助于孩子骨骼与牙齿的发育。

2～6岁：真正开始有自我意识。

2岁时，孩子已经打好了最初的成长基础，2岁以前的生活与成长几乎都是由家长主导，孩子2～6岁时，真正开始有自我意识，孩子的性格开始在生活中慢慢展现出来。2岁以后，许多孩子会因为父母工作繁忙而必须脱离家庭的全方位照顾，进入幼儿园。在这一时期，要让孩子快乐成长，除了依靠家长，学校老师的关怀与教导也很重要。

幼儿生长发育量表

记录数值是了解孩子健康的第一步。幼儿有属于自己的生长发育量表，父母可以根据孩子的头围、身高与体重数据，对照量表来推断孩子目前的成长情况。

除了记录数值，父母也要特别注意孩子的情绪变化、语言掌控、行为细节等，从多方面掌握孩子的成长状况，及时发现孩子是否有某方面发育迟缓的现象。

不只在意生长发育，更在意世代优生

从医多年，我看到过许许多多的家长与孩子为了生长发育而烦恼，虽然身为小儿内分泌与生长发育科医师，但在进行诊断与治疗时，我更在意正确观念的传递以及亲子实践。从小就教育孩子拥有正确的健康观念，养成健康的生活习惯十分重要。健康是一辈子的事情，正确的观念与习惯可以跟随我们一辈子，让我们在步入人生的每一个阶段时，都无后顾之忧。

我一直强调家长与孩子一同参与，一同建立正确观念，这对"世代优生"概念的传递非常重要：好的习惯与健康观念可以代代相传，使得健康不断延续。

世代优生概念表

婚前与 孕前筛查	产前筛查与 产前诊断	妊娠风险 评估及管理	新生儿 疾病筛查
婚前需要通过验血看有无遗传性疾病；在准备怀孕的前3个月，注意不能喝酒、吃药、打针等	当宝宝有心跳，10～12周时，建议做产前检查。16周时则建议进行羊水穿刺检查，35岁以上女性建议直接进行羊水穿刺检查，35岁以下女性，若在超声检查时发现宝宝有异常，也建议进行羊水穿刺检查	从怀孕就持续追踪，确定没有遗传疾病或其他异常，且羊水穿刺检查正常，进入孕16周后，就可以开始进行这类检查。确认孕妈妈有无妊娠高血压、妊娠糖尿病等，让宝宝在孕妈妈肚子里获得充足的营养	这类检查在宝宝一出生72小时内可进行

孩子的生长发育

0岁	营养到位		优质睡眠		发展评估		成长评估		18岁
	宝宝一生下来，"吃"占据了大量的时间，要有足够的营养，才能促进生长发育	→	营养充足了，就更能睡得好	→	睡得好，爬、坐、走、跳等"各项发展"才能进行得好	→	前面都完成得好才会成长得好	→	

2 青春期：生长发育黄金时期

　　青春期指的是人类由儿童发展到成人的过渡阶段，这一时期心理、思想与体格开始出现巨大变化，出现第二性征，女孩出现月经初潮，男孩出现梦遗，并开始具备生育能力，青春期也是继婴幼儿期后的第二次生长发育高峰。一般青春期出现在11~20岁，女孩进入青春期的时间会早于男孩，女孩通常为9~12岁，男孩通常为10~14岁。

　　青春期发育最常碰到的问题之一就是性早熟。营养过剩、肥胖、环境激素影响等是造成性早熟的主要原因。性激素分泌增加，会使孩子的骨龄超过实际年龄，造成骨骺提早闭合，使得孩子无法在该发育的年龄正常发育，导致无法长到应有的身高，孩子也可能会因此出现心理问题。

　　我们也不能忽略过瘦、营养不良带来的影响。很多家长误以为孩子瘦瘦小小的只是因为发育晚，还没有到该发育的时候，等时间到了自然就会长高了。但其实不是这样，如果没有在青春期前打好基础，获取青春期生长发育需要的营养，等真正到了青春期就于事无补了，生长发育只有一次，一旦错过将无法弥补。

有些孩子早上起床赶着上学而没有时间吃早餐，或只喝一杯奶茶、吃一个三明治就去学校了，觉得学校的营养午餐不好吃就不去吃或吃得很少，晚上补习完回到家已经很晚了，错过了正常吃晚餐的时间就随便吃些夜宵，或在补习班草草解决晚餐，而课业压力通常也较大，非常容易造成营养不良。

青春期的孩子需要补充很多优质蛋白质，还需要通过户外运动、饮食补充成长所需的维生素 D 与钙，这样才能更好地成长。

遗憾的是，许多家长带孩子来就诊时早已错过了孩子生长发育的黄金期。

女孩月经来了就代表长不高了吗

女孩通常在12～14岁第一次来月经，月经来了之后，雌激素分泌增加，骨龄加速增长，生长时间会缩短。许多人认为这时候孩子的身高已基本固定。其实这是错误的看法。此时属于孩子的另一个成长期，更需要补充营养，切勿放松对孩子的关注。

男孩在骨龄16岁以前，女孩在骨龄14岁以前，骨骺没有闭合时都可以长高。严格来说，长高和月经有关，但不直接相关。

正常来说，8岁的孩子骨龄为8岁，但有的孩子那时长得特别高，骨龄已经10岁了。如果是女孩，原本刚8岁，还有6年时间可以长高，而现在骨龄10岁，只剩4年时间可以长高，比同龄孩子的成长时间整整少了2年。许多家长看到孩子一下子长高很多十分开心，殊不知突然长高会失去好几年的生长期，最后反而长得矮。

女孩月经来了影响的是生长速度与时间，但只要骨龄在14岁以前，还是可以长高的。

医师小叮咛

Q：听说女性过了 25 岁乳房才停止发育，是真的吗？为什么？

A：不是。过了青春期，乳房就停止发育了。

通常，过了青春期，乳房就不会再发育了。乳房发育完成、长出阴毛后，女性才会来月经。此外，如果很瘦没有脂肪，胸部就会显得较小，如果变得肥胖，胸部可能就会变大。

3 认识生长激素、骨龄与骨骺

父母一定听到过"生长激素""骨龄""骨骺"这些专有名词，但又总是一知半解。生长激素到底是怎么让孩子长高的？要怎么样才能刺激生长激素分泌？骨龄是指骨头的年龄吗？骨骺指的是什么、在哪里？

接下来我会带领各位家长认识生长激素、骨龄与骨骺。

生长激素的作用与运作方式

生长激素是由人体垂体前叶分泌的一种肽类激素，可以促进人体的生长发育与细胞增殖。

生长激素并非定期、定量地存在于人体血液中，而是需要通过外在的刺激来促进它的分泌。正常人一天当中血液中的生长激素浓度会有五个高峰期，发育中的儿童可能有超过五个高峰期，其中，21:00～03:00、运动过后或吃完饭的3小时后，也就是最饿的时候，儿童血液中的生长激素浓度会达到高峰。

通过饮食、运动或睡眠等刺激下丘脑后，垂体前叶会分泌生长激素，生长激素进入血液中，会促进血液中的钙等营养物质进入骨骼与肌肉内，消耗脂肪细胞，并且促进细胞修复与生长，使身体生长发育。

　　生长激素的分泌与运作不是只靠单一器官进行，所以维持全身的健康很重要。

医师小叮咛

Q：睡眠能促进生长激素的分泌，那是不是多睡一小时就能分泌更多生长激素？

A：不是。睡眠时间和睡眠质量更重要。

要促进生长激素的分泌，睡眠时间和睡眠质量很重要。最好在生长激素分泌最多的晚间时刻，即晚上 9 点至凌晨 3 点进入深度睡眠。

骨骺与骨龄的关系

　　孩子进入重要的成长阶段，家长们一定听过"骨骺"与"骨龄"这两个名词，它们听起来毫无关联，其实彼此影响，息息相关。

　　很多家长来门诊时都会问我：骨骺到底指的是什么、在哪里？骨龄跟孩子的年龄有关吗？下面就让我们来了解骨骺、骨龄与成长的关系。

骨骺位于骨两端，是一种可以不断分裂与增生的软组织，在X射线下，就像骨两端有一条缝隙一样。生长激素作用于体内，会刺激骨骺增生新的软骨，软骨再转变成硬骨，使骨长度增长，身体长高。骨骺会随着成长而逐渐闭合，闭合后骨不再增生。

而骨龄是指骨骼的年龄。在不同的成长阶段，骨具有不同的形态特点，由此可以推测出骨的生长状况。通过测量骨龄，医师可以了解孩子的骨骼年龄以及骨骺的状态，从而推测出长高的空间与时间。骨龄并不一定会与受测者的实际年龄等同。不同的孩子成长状况不同，骨龄也不同。如果骨龄大于实际年龄，表示骨骺会有提早闭合的可能，也代表着能长高的时间与空间不多了。另外，女孩骨骺生长只到骨龄14岁，而男孩骨骺生长会到骨龄16岁，所以骨龄相同的孩子，也会因为性别不同，而在生长的空间上有所差异。

医师们在判断孩子的骨龄时会将其左手X光片作为判断标准。为什么不用脚的X光片或惯用手右手（就右撇子而言）的X光片作为判断标准呢？那是因为手掌是生长发育时最容易观察到变化的地方。我们可以回想当我们牵着孩子的小手时的感觉，随着孩子年龄的增长，孩子的手明显逐渐长大。再加上左手并非惯用手（就右撇子而言），使用较少，可能受到的伤害也较少，所以很少影响判断。世界各国也普遍以左手X光片作为判断标准。

儿童手部骨骺X光片13岁（男）

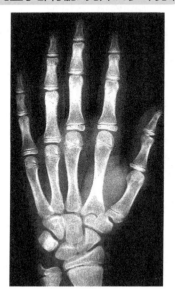

儿童手部骨骺X光片16岁（男）

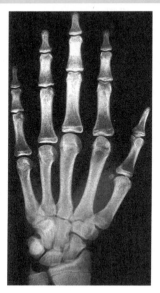

儿童手部骨骺X光片13岁（女）

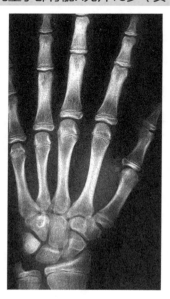

儿童手部骨骺X光片14岁（女）

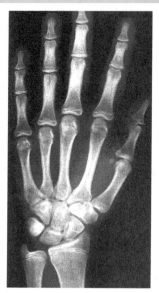

从上页X光片可以看出，孩子在13岁时，骨两端皆有骨骺，在骨龄成熟后（男孩16岁，女孩14岁）骨骺闭合，身高生长也会停滞。

医师小叮咛

Q：网上有断骨增高的例子。断骨增高真的有用吗？什么样的人适合断骨增高呢？会不会有后遗症呢？

A：这项手术风险大、费用高昂，若非长短腿等疾病患者，完全不建议做。

这项手术主要是治疗因外伤或骨癌等疾病造成的长短腿，让患者维持平衡以恢复正常生活。长短腿患者不一定能做断骨增高手术，若医师评估不妥当，可能会建议用装义肢等方式处理。除非是上述病患，否则任何人都不适合，也不鼓励进行该手术。

断骨增高简单来说是把骨头截断，放入金属钉子，让骨骼、神经、肌肉慢慢愈合，硬把骨骼、神经、肌肉慢慢拉长。拉长后因体质而异，有的人会顺利生长，有的人则不会。而手术放置侵入性外来物，可能有感染、血栓的风险。

这项手术要做好几次，复健之路漫长，风险极大。常见后遗症多为走路、跑步受限，还有可能下半身不遂，甚至致命。

长高应该依照正确的方法，发育中的儿童应该在骨骺还没闭合前好好补充营养、规律运动，茁壮地成长。

Q：有人说怀孕后身高还会长，这是真的吗？

A：人体的确会因各种因素，如怀孕时的激素分泌等导致身高有微小的变化。骨骺闭合后，2厘米以内的身高变化都不算长高。

此外，人的身高在早上与晚上会相差1~2厘米，因此测量身高要用同样的仪器在一天中同样的时间测量，这样数值才会准确。

4　生长激素治疗

许多家长一进入诊室，在孩子尚未接受诊断时便问我可不可以给孩子打生长激素，他们似乎认为只要打生长激素，孩子就一定能长高。接下来我就为各位家长解答关于生长激素的疑问。

生长激素的演变史

我们现在所见的人类生长激素注射剂，并非近几年才开始使用的新型药物，而是早已发明并使用许久的药物。

20世纪初，美国解剖学家兼外科医师哈维·库欣指出生长激素与人类生长之间的关联性。

1956年，实验室成功从人体中分离出纯粹的生长激素，并于1958年开始用于人体，治疗身高发育不良的儿童。1981年，第一支由实验室合成的生长激素问世。1985年，生长激素注射剂于美国正式核准上市，后来经过不断研究，一代代的生长激素不断推陈出新。

经过长期研究，研究人员发现，生长激素除了可用于治疗儿童生长问题，还可以增强肌肉、消耗脂肪、增强身体免疫力、促进毛发再生、帮助消除皱纹、促进伤口愈合、增加骨密度等。

随着一代代生长激素的推出，现在我们所使用的生长激素注射剂更安全，疗效更好，但仍然必须由专业医师开立处方使用，而注射剂量也会因为患者自身生长激素含量不同而有所差异。

医师小叮咛

生长激素和生长因子不同，别搞混！

生长激素和生长因子不同，垂体分泌生长激素到肝脏，肝脏分泌生长因子（IGF-1），促使骨骼生长，别将二者搞混！

评估方式

遗传、内分泌、营养、环境、运动、性早熟等都有可能是造成孩子身材矮小的原因，不同的症状要采用不同的治疗方式，专业医师评估确认孩子患有"生长激素缺乏症"后方可进行生长激素的注射与治疗。

家长可以通过以下两点来确定是否需要带孩子到医院进行检查。

1. 一整年长高不足4厘米。

2. 用孩子的身高与年龄数据对照生长曲线百分位图，发现孩子的身高低于正常儿童生长曲线百分位图第三百分位。

面对来就诊的孩子，我会先通过手骨X光片来推测孩子的骨龄是否超前，同时收集身高、体重测量数据，并进行成长追踪（至少6个月），来观察孩子的成长状态，还要调查父母的身高、遗传等数据（若孩子有其他兄弟姐妹，其身高数据也会一同参照），来推测孩子未来的身高是否能达到遗传的目标身高。

医师小叮咛

生长激素该不该打？至少先追踪 6 个月

至少要追踪 6 个月才有办法判断孩子的生长状况，否则无法评估是否能注射生长激素。

之后会进一步通过血液检测，来检测孩子血液中的生长激素浓度是否不足。生长激素的检测通常需要安排孩子住院1~2天，以口服或注射药物的方式来模拟孩子低血糖的状态，从而抽血检测生长激素浓度。

检测报告出来后，若孩子血液中的生长激素浓度最大值小于7微克/升，同时确认孩子1年内长高不足4厘米、骨龄小于实际年龄2岁以上、身高低于正常儿童生长曲线百分位图第三百分位，才可确诊为生长激素缺乏症。

人体生长激素分泌最旺盛的时间点

1. 晚上九点至凌晨三点的睡眠时间。
2. 运动过后。
3. 通常在吃完饭的三小时后，也就是最饿的时候。

因为在上述状况下不方便或不适合进行抽血，不同人的消化时间与感到饥饿的状态也不尽相同，可能会影响准确性，所以才用药物模拟的方式进行抽血检测。

注意事项

进行生长激素治疗时有许多需要注意的事项。

1. **在正确时间点注射**　一天中生长激素分泌最旺盛的时间点为21:00～03:00的睡眠时间，所以建议在晚上睡前注射。

2. **医疗用品不重复使用，不随意丢弃**　注射筒与针头不可重复使用，也不可随意丢弃，使用过的注射筒与针头需装于专用容器内，并于复查时带回医院进行回收。

3. **常更换注射部位**　必须经常更换注射部位，勿注射于已感到疼痛、有肿块、凹陷或受伤的部位，以免造成伤害。

4. **按时注射**　生长激素必须按时注射，不可遗漏，若不小心遗漏，需要请医师重新评估并安排注射流程。

5. **定期复查** 进行治疗者需按医师指示定期到医院复查，测量身高、体重，评估生长速度，以利于医师及时调整治疗方案。

6. **依骨龄由医师评估是否停药** 当男孩骨龄达到16岁、女孩骨龄达到14岁，身高生长速度小于2厘米/年且接近成年身高时，由医师评估决定是否停药。

7. **留意血糖变化** 生长激素会减弱胰岛素的作用，可能会造成血糖浓度上升，需持续追踪血糖变化。

8. **关心身体状况** 进行生长激素治疗期间若出现其他身体不适的症状，应立即就医。

生长激素治疗是一件非常严肃的事情，也并非一蹴而就，除了需要长时间接受治疗与观察，还必须配合正确的营养摄入、运动、睡眠等习惯，才可能达到预期疗效。

医师小叮咛

Q：喝牛奶、跳绳、打篮球都做了，还是长不高，该怎么办？

A：要通过验血判断生长激素是否不足。

生长激素要在天时、地利、人和的情况下才能完全发挥作用，也就是睡眠充足、规律运动、压力适量、营养充足、饮食健康等条件都完善了，才能长到遗传的身高。若上述条件都完善了，还是没长高怎么办呢？此时应通过验血判断生长激素是否不足。

评估生长激素是否不足，需要进行"生长激素刺激试验"。生长激素需要通过药物、饥饿等特定的刺激才会分泌，直接验血无法判断生长激素是否不足。要先通过药物刺激，让身体达到需要生长激素分泌的状态后再验血，才能判断生长激素是否真的不足。

"生长激素打得越多，就能长得越高吗？"相信许多求"高"心切的人会这么问。答案是："不能。"每个人有自己能负荷的限度，生长激素吸收和发挥的量是一定的，若超过身体能承受的量，反而对身体有害。

Part

5

好好运动，
快快长高

多管齐下，才能健康成长，
肌肉强健，才能与骨骼一起好好支撑身体，
根基扎实了，健康就不远了！

1 选对运动

在我的门诊，我会告诉父母一定要让孩子养成运动的习惯。对成长期的孩子来说，除了在恰当时间入睡，运动是另一种能有效刺激生长激素分泌的方法，远比吃大量的保健品有效。

对于人体而言，养成运动习惯，能加快新陈代谢、增强肌力、增强抵抗力、维持体态等，好处很多。若能从小养成运动的习惯，能让好的习惯跟随孩子一辈子，能为孩子带来一辈子的健康，也能将好的习惯一代一代传递下去。

到了高年级后，课业逐渐繁重，放学后，孩子有可能还要参加各种课外班，从而忽略了运动。孩子的运动时间大大减少，很难养成运动的习惯。

其实，运动并非要一次运动很长时间或进行很剧烈的运动，利用课余时间适当运动即可。

都说多运动有助于长高，但其实并不是每一项运动都能有效帮助长高，除了养成运动习惯，选对运动项目也很重要。

对于成长期的孩子而言，跳绳是最好也是最有效的运动。跳绳是一项容易达成，并且不受室内外空间影响的运动。跳跃的动作能促进血液循环，使得发育期的骨组织获得充足的血液。在跳绳的过程中，肌肉的收缩与牵拉会使骨骼承受一定的压力，进而刺激骨骺，加速骨骼生长。在跳绳时，身体会呈现直立姿势，可以使骨骼的发育更加匀称，也可以增加骨密度，使骨骼更加强壮。

曾有机构对1000多名小学四年级的学生进行观察研究，发现持续跳绳的学生比完全不跳绳的学生长得高。保持跳绳习惯的学生每天跳30分钟，连续跳20周后，比不跳绳的学生平均多长高1.5厘米。

在门诊时，曾有家长询问我跳弹簧床是否有助于成长，跳弹簧床虽然是有弹跳动作的运动，但由于弹跳是借助弹簧床的弹性而非自身的肌肉牵拉，不建议用其取代跳绳。跳绳时，通过脚底与有硬度的地面垂直碰撞而刺激肌肉、神经，能增加骨密度、增强肌肉力量、促进血液循环。同理，有跑跳动作、能刺激脚底的运动，如打篮球、打排球等，都能促进骨骼生长。

Q：不同季节要做不同的运动吗？

A：只要在安全、可行的原则下，各季节做任何运动都可以。

每个人在不同的季节有不同的生长速度，有的人夏天长得快，有的人冬天长得快。若要判断孩子在哪个季节长得最快，至少要花 2 年的时间进行追踪记录。

就像普通的居家植物，有的夏天长得快，有的冬天长得快，若想到要浇水施肥时才浇水施肥，却碰上它长得不快的时候，反而会事倍功半。与其这样，不如每天都施以固定的肥料与水分，那么一定会碰上它长得最快的时候。

同样地，重点在于规律运动。有的人夏天怕出汗不想运动，殊不知他夏天长得快；到了冬天，他拼命运动，但冬天他的生长速度比较慢，如此一来，反而事倍功半。与其耗费时间找长得最快的季节，不如全季节规律运动，这样就不会错过任何机会了。

此外，运动和季节无关，重点是要规律地运动，只要在安全、可行的原则下，各季节做任何运动都可以。

2 保证运动时间充足，也要晒晒太阳

建议儿童每周运动3～5天，每次进行至少30分钟的有氧运动，例如慢跑、散步、游泳、骑自行车等。

助理曾告诉我一件有趣的事情：在我的诊室外常常有许多蹦蹦跳跳的孩子在"临时抱佛脚"，以完成我布置的每周跳绳作业。对现在的孩子来说，电视、电脑、手机的吸引力远大于运动，我常通过运动后的身高生长结果来鼓励孩子，让具体的成果成为推动孩子运动的动力。

有些家长会通过零食来鼓励孩子达成运动目标，这是万万不可的。运动后因为口渴喝含糖饮料或因为饥饿吃甜食，会让运动的努力白费，甚至可能造成相反的效果，家长们千万要注意。

此外，跳绳是一项在室内与室外都可以进行的运动，而晒太阳同样对长高有帮助，若有机会在户外跳绳更能事半功倍。这难道是因为阳光中含钙吗？

虽然阳光中不含钙，但是晒太阳可以促进体内细胞合成维生素D，而维生素D可以帮助骨骼吸收血液中的钙，使得骨骼更加健壮。当然，如果体内钙含量不足，纵然有再多的维生素D，也无法获取骨骼所需要的钙，所以除了晒太阳，也要注意饮食中对钙的摄取。

晒太阳也不能过度，如果选在紫外线太强烈的时间曝晒，可能会造成中暑或皮肤晒伤，在阳光下进行运动时也要适时补充水分。

过度运动也伤身

运动好处很多，但要注意不能过度运动。虽然肌肉的拉伸与压力可以促进骨骼生长，但是如果压力过大、过度拉伸，可能会破坏骨骺，使身高停滞。同时，运动时也要留意四周环境是否安全、姿势是否正确等，才能免于运动伤害。

医师小叮咛

Q：重量训练不利于长高吗？

A：只要在成长期不追求健美选手那样的体形，不过度进行重量训练，就不会影响长高。

一般的健身只是锻炼肌肉的耐力、紧实度等，不会影响长高，但若追求强壮的肌肉，就有可能影响长高了。骨骼和肌肉的生长需要一定的比例与平衡，若着重肌肉训练，营养都给肌肉了，其他地方被忽略，就容易长不高。

每个人都能承受一定的运动负荷，尤其是正在发育的儿童与青少年。只要不过头，在生长期不以举重选手或者健美选手的体形为目标，适时地进行重量训练能增强肌肉的支撑度，让身材更理想。

6

吃得好，
才能长得好

身体最诚实，
怎么吃就会怎么长，
认识营养素，掌握营养摄入方法，
就能吃得精准，补得准确，
想要长得好，一点都不难！

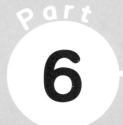

1 认识营养素，身体运作原来如此

在了解怎么摄取营养、如何吃之前，我们要先知道营养素在身体里是如何运作，成为人体成长的动力的。

人体摄取营养素，是为了提供所需能量、促进生长发育，以及调节人体功能。我们在饮食中能摄取到的营养素分为七大类：碳水化合物、脂类、蛋白质、维生素、矿物质、膳食纤维与水。这些营养素都是维持人体运作的必要物质，对于生长发育期的孩子而言尤其重要。

食物进入人体后，会被消化分解，而后合成各脏器与细胞需要的物质或活动所需的能量。对于生长发育期的孩子而言，体内的营养素运作是合成作用大于分解作用，通过合成作用来帮助骨骼与细胞的生长，所消耗的能量也远比成年人要多。物质的能量是守恒不变的，我们吃下多少食物，便会提供多少能量。对于生长发育期的孩子而言，如果能量摄取不足，无法完成所有的合成作用，生长发育会受限；如果摄取的能量超出了人体所需要的能量，能量会流失或堆积在人体内，成为肥胖的原因。

　　我们除了要给孩子提供所需要的营养，还需要注意孩子能否准确摄取真正需要的营养素，这样才不会让努力白费。

　　另外，在营养摄取上，建议家长们选择天然、新鲜的食物，而非加工后看不出食材原貌的食物，这样才能避免摄入过多不必要的物质或对人体有害的物质。

2 蛋白质

蛋白质是维持人体功能很重要的营养素，同时也是成长中的孩子最重要的成长催化剂。蛋白质是构成人体细胞的重要成分之一，身体的代谢、生理功能的调控、身体组织的生长，以及肌肉的形成等都需要蛋白质。

人体通过饮食摄取的蛋白质进入消化系统后，会被分解为各种氨基酸，交给体内细胞去合成身体所需的各种物质。对于成长中的孩子而言，蛋白质能帮助骨骼与肌肉生长，是非常重要的营养素，即使其他营养素都到位了，如果缺少蛋白质，孩子仍无法顺利成长。

许多食物含有丰富的蛋白质，而蛋白质又分为完全蛋白质、半完全蛋白质以及不完全蛋白质。

蛋白质

1. **完全蛋白质（优质蛋白质）**　所含必需氨基酸的种类齐全，数量充足，比例合适。来源为动物性蛋白质中的蛋类、肉类、鱼类、奶类，以及植物性蛋白质中的大豆类。

2. **半完全蛋白质**　所含必需氨基酸种类不够齐全，数量多少不均，比例不太合适。来源为米饭、面食等五谷类食物。

3. **不完全蛋白质**　缺少若干种必需氨基酸，更谈不上合适的比例。来源为肉皮、蹄筋等。

完全蛋白质又被称为优质蛋白质，优质蛋白质含有人体所需的20种氨基酸，能满足人体所需，维持生命并促进发育。动物性蛋白质中的蛋类、肉类、鱼类、奶类，以及植物性蛋白质中的大豆类，都属于优质蛋白质。

半完全蛋白质所含必需氨基酸种类较少、比例不合适，仅能用以维持生命所需，但对于生长发育来说并无太大的帮助。米饭、面食等五谷类食物中的蛋白质属于半完全蛋白质。

不完全蛋白质缺少若干种必需氨基酸，无法维持人体基本功能，也不能帮助人体生长发育。肉皮、蹄筋等中的蛋白质属于不完全蛋白质。

常见食物蛋白质含量表

类别	品项	计量	蛋白质含量 / 份
乳制品	全脂乳	240 毫升	8 克
	低脂乳	240 毫升	8 克
	脱脂乳	240 毫升	8 克

类别	品项	计量 （可食部分生重）	计量 （可食部分熟重）	蛋白质 含量 / 份
水产类	海米	15 克		7 克
	虾仁	50 克		7 克
	小鱼干	10 克		7 克
	一般鱼类	35 克		7 克
	章鱼	55 克		7 克
	牡蛎	65 克	35 克	7 克

类别	品项	计量 （可食部分生重）	计量 （可食部分熟重）	蛋白质 含量 / 份
畜禽类、 内脏类	猪大里脊 （瘦猪后腿肉、 瘦猪前腿肉）	35 克	30 克	7 克
	牛腱	35 克		7 克
	鸡胸肉	30 克		7 克
	鸡腿	40 克		7 克
	牛肚	50 克		7 克
	猪心	45 克		7 克
	猪肝	30 克	20 克	7 克
	鸡肝	40 克	30 克	7 克

类别	品项	计量 （可食部分生重）	蛋白质 含量 / 份
大豆及其制品	豆包	30 克	7 克
	干豆腐丝	40 克	7 克
	臭豆腐	50 克	7 克
	无糖豆浆	190 毫升	7 克

（参考资料：台湾卫生行政机构，食物代换表，2019.05）

　　要注意，某些食物虽然蛋白质含量少，但其他营养素含量较多。千万不能只摄取几种食物。所有食物都均衡摄取，才能拥有充足的营养。

蛋白质推荐摄入量（单位：克／天）

年龄	男	女
1 岁	25	25
2 岁	25	25
3 岁	30	30
4 岁	30	30
5 岁	30	30
6 岁	35	35
7 岁	40	40
8 岁	40	40
9 岁	45	45
10 岁	50	50
11 ~ 13 岁	60	55
14 ~ 17 岁	75	60
18 岁 ~	65	55

　　另外，许多求好心切的妈妈们在网络上、电视上看到关于精氨酸的营养信息，便会购买精氨酸营养品给孩子服用。我在门诊也经常遇到家长询问是否可以给孩子服用精氨酸。

　　精氨酸到底是什么？真的有神奇功效吗？这里我来为各位家长解答疑问。

精氨酸是一种 α -氨基酸，是一种人体可以自行产生的非必需氨基酸。精氨酸可作为一氧化氮的前驱物质，作用于身体各种组织，能协助神经传导，也能调节人体免疫系统。

有的家长认为，精氨酸居然是这么好的东西，那么应该要给孩子多多补充才对！

其实不然。精氨酸完全可以从富含蛋白质的食物，如肉类、大豆及其制品、奶及奶制品等中获取。口服型药物类精氨酸的精氨酸含量较天然食物多，但是让儿童服用高剂量的精氨酸并不安全。

3 钙

大家都知道孩子要长高，骨要生长，最需要、最重要的物质便是钙。那么钙在人体内是如何吸收的？又是如何作用于骨骼？比起喝牛奶，是不是吃钙片能得到的钙更多？

在饮食上，我会建议孩子每日早晚都摄入一杯250毫升的鲜奶，每杯约含有250毫克的钙，早晚各饮用一杯，便至少能满足一天所需钙的1/2了。注意要选择全脂的原味鲜奶。

喝牛奶是不是越多越好呢？并不是。每个人每天需要的钙的量不一样，一天至少需要摄入1000毫克钙。而1毫升的全脂牛奶约有1毫克的钙，且来源于全脂牛奶的钙容易被吸收，因此建议每天至少喝500毫升的全脂牛奶。其余的钙可以从其他含钙食物中获取。

因为食物中的钙生物利用率较好，也就是人体能从中吸收的钙较多，而钙片的生物利用率较差，所以建议多吃含钙食物。

除了牛奶，许多食物都含有钙，吃对食物，就能摄入足量的钙。但也要提醒家长们，尽量避免让孩子食用加工食品。越无法看出食材原貌的食物，越难以判断加工后所剩下的营养物质还有多少。

高钙食物推荐表（每100克食物含钙量）

种类	50～100毫克	101～200毫克	201～500毫克	500毫克以上
谷物淀粉类	综合谷类粉、魔芋	糙米片、加钙米	麦片	营养麦粉
坚果及种子类	松子仁、核桃粒	开心果	杏仁	黑芝麻
蔬果及菌藻类	菠菜、甘蓝、黑枣、葡萄干、红枣、金橘	苋菜、小白菜、油菜、秋葵	罗勒、芥菜、荠菜	发菜（干）、裙带菜（干）
豆类	绿豆、红豆	黄豆、青豆、豆腐	豆腐丝、豆腐皮	豆腐干（小香干）
鱼虾蟹贝类	虾仁、鲢鱼、鲫鱼	牡蛎、扇贝、沙丁鱼、海虾	海蟹、对虾	小鱼干、虾皮、海米
乳制品		全脂纯牛奶、低脂纯牛奶、脱脂纯牛奶、酸奶		奶粉、奶酪

在孩子的成长期，骨骼生长都是通过骨骺软骨内骨化，使得长骨增长。人体摄取营养最快速的方式便是进食。进食后，肠胃分解吸收各种身体所需的营养素，再通过血液将各部位需要的物质送到各处。而骨骼生长最需要的钙会通过血液输送至骨骼，再通过骨骺生长将其用于骨骼生长。

钙得到良好吸收除了帮助孩子长高，还能增加人体骨密度。老年人很容易出现骨质疏松的现象。人体血液中钙含量不足，使得人体从骨骼中释放钙，就会造成骨质疏松。

如果我们能在成长期便建立标准的骨密度，同时适当补充钙，除了能使我们的骨骼在受到外在冲击时足够坚固，不容易遭受断裂等伤害，还能有效防止随着年龄增长而造成的骨质疏松，免于老年后患骨质疏松的烦恼。

对于成长中的孩子而言，除了帮助骨骼生长，血液中的钙还是维持身体生理功能的重要物质，神经传导、肌肉收缩、内分泌系统的运作等都需要钙的参与。当然，孩子的成长，只补钙是不够的，营养摄取、运动习惯、体重、遗传、激素等都与成长息息相关。

运动时肌肉拉力造成的骨骼压力，除了可以促进骨骺生成骨骼，还可以增加骨密度。

在营养摄取上，除了钙，也应该注重其他营养的摄入，如蛋白质、维生素等，因为有了充足的营养，才可以使人体有足够促进生长发育的能量，保证成长万无一失。

在人体器官中，甲状旁腺和肾脏更与钙的吸收息息相关。当甲状旁腺感受到血液中钙含量不足时，便会命令肾脏吸收钙，使得血液中钙含量增加，甲状旁腺也会命令小肠吸收钙，若没有甲状旁腺的命令，钙便有可能会随着排泄而排掉，不会进入人体。所以许多有甲状旁腺相关疾病的孩子同时也伴随生长障碍。除了注重营养的摄取，内在脏器的健康也需要多加注意。

医师小叮咛

Q：如果我的孩子乳糖不耐受怎么办？

A：可以选择舒化奶，也可以多摄入其他含钙食物。若钙的摄入仍不足，再考虑服用钙片。

研究发现，不少亚洲人有乳糖不耐受的情况。许多孩子只要喝牛奶或食用乳制品便会有腹泻、不舒服的情况。

如果孩子乳糖不耐受，建议选择舒化奶或其他含钙量高的食物来补钙，若钙的摄入仍不足，经医生诊断后可以服用钙片来补钙。

Q：外国人长得比较高，是不是因为他们把牛奶当水喝？

A：并不是。影响身高的不只是钙的摄入，身高与营养、遗传、生活习惯等都有关系。

每个人每天需要且能吸收的钙都不一样，外国人长得比较高，真的与把牛奶当水喝这件事情有直接关系吗？

其实外国人身材高大的原因，不只是爱喝牛奶。外国人身材高大与营养、遗传、生活习惯等都有关系。他们的饮食中，乳制品所占的比例较大。而且，他们往往从小就养成良好的运动习惯，常常进行户外运动。

4 糖分

　　碳水化合物，即大家常说的糖类，是人体最经济实惠而高效的热量来源，但摄取过量，便会成为肥胖的元凶。糖分就是一种简单碳水化合物，对于成长期的孩子而言，糖分带来的不仅是肥胖问题，还会深深影响孩子的成长。

　　不少研究指出糖分对于人体的危害远远大于油脂。研究发现，处于成长期的儿童在喝下糖水后，体内的生长激素分泌会明显被抑制，同时，血糖的上升使得脂肪分解停止，导致脂肪堆积，进而引起肥胖。

　　生长激素分泌受到抑制，会使儿童生长被迫减缓甚至停滞。而脂肪堆积，会使儿童体内雌激素累积，导致骨龄超前，骨骺提早闭合。就算是有运动习惯的孩子，若在运动后饮用含糖饮料、吃含糖点心，也会使运动毫无效果。

　　糖分除了使生长受限、身体肥胖，还会引起蛀牙、过敏性疾病，也可能引起儿童注意力不集中、亢奋等问题。长期过量摄入糖分会上瘾，这也是各国正在重视的问题。

　　美国儿科学会和美国心脏病学会明确建议：2岁内儿童避免摄入

添加糖的食物；2~18岁儿童青少年每天摄入的添加糖量不超过25克。而市面上的任意一杯半糖饮料的含糖量就足以超标。对于成长中的孩子来说，一定要远离含糖饮料，而运动后、餐前、餐间的零食也要戒除。市售奶茶等饮料中所含的咖啡因会干扰体内钙的吸收，人工香精、色素等也会给身体带来负担。

现代人为了方便，用喝现打果汁的方式来取代吃水果。许多天然的食物自身便含有糖分，天然食物中所含的糖分相对于人工香精、砂糖等更天然，但它同样是糖分，同样要注意摄入量。而市面上售卖的现打果汁，在制作时为了口感，会添加许多果糖或其他成分，它其实并不像人们所想的那样健康。而水果打成汁时，要打成一杯的量，往往需要使用许多水果，也许这杯果汁并未另外添加糖，但是因为水果过量，也会造成糖分摄入量超标。水果中的膳食纤维也会因水果被打成果汁而遭到破坏。想摄入水果时，还是建议直接吃。

5 脂肪

提到脂肪，人们总会想到"肥胖""不健康"等词语，但其实脂肪是人体必需的营养物质之一，也是成长必需的物质。脂肪能储存热量，用于人体活动的热量消耗，它还能起到缓冲保护作用，维持神经的正常运作、保护皮肤。而脂类更是大脑生长发育及功能稳定不可或缺的营养素。

脂肪有许多种，也有"好坏"之分。"好脂肪"如不饱和脂肪酸，有单不饱和脂肪酸与多不饱和脂肪酸之分。单不饱和脂肪酸主要来自菜籽油、橄榄油、花生油等，可以降低低密度脂蛋白胆固醇比例，提高高密度脂蛋白胆固醇比例，保护心血管健康。多不饱和脂肪酸主要来自鱼油、大豆油、玉米油、葵花子油等，有助于体内细胞膜的生成，能保持血管内血流畅通。但要注意，多不饱和脂肪酸容易受高温影响而产生自由基，反而对身体健康造成危害。

"坏脂肪"便是饱和脂肪酸与反式脂肪酸。猪油、牛油、奶油等所含的脂肪是饱和脂肪酸，在室温下会呈现凝固状，摄入过多饱和脂肪酸会增加体内的胆固醇含量，堵塞动脉，引起心血管疾病。反式脂肪酸常见于加工食品，如膨化油炸食物、奶油蛋糕、起酥面包等。这些加工食品在制作时，为了增加食物口感或延长保存期限，会使油脂氢化，脂肪的分子结构被改变，成为会危害人体健康的"坏脂肪"。

类别	细分亚类	说明	来源
"好脂肪"	单不饱和脂肪酸	降低低密度脂蛋白胆固醇比例，提高高密度脂蛋白胆固醇比例，保护心血管健康	菜籽油、橄榄油、花生油等
	多不饱和脂肪酸（注意：受高温影响后对人体有害）	有助于体内细胞膜的生成，能保持血管内血流畅通	鱼油、大豆油、玉米油、葵花子油等
"坏脂肪"	饱和脂肪酸	摄入过多会增加体内的胆固醇含量，堵塞动脉，引起心血管疾病	猪油、牛油、奶油等
	反式脂肪酸	摄入过多容易引发心血管疾病，增加血管硬化的风险	膨化油炸食物、奶油蛋糕、起酥面包等

过多"坏脂肪"进入体内后，游离脂肪酸便会跑到肝脏，造成脂肪肝。对于成长期的孩子而言，体内的生长因子受体会因为被游离脂肪酸占据而减少，进而影响身体对于胰岛素与生长因子的判断，导致生长因子分泌减少。

胰岛素与生长因子的作用之一是代谢体内的脂肪，如果游离脂肪酸过多，造成生长因子分泌减少，便会导致儿童体内的脂肪堆积，难以分解，从而导致肥胖。体内的脂肪堆积还会造成雌激素的堆积，使儿童身体受激素影响提早发育，骨骺提早闭合。

状况一：脂肪量正常

胰岛素+生长因子正常分泌→正常代谢脂肪

状况二：脂肪量过多

生长因子减少分泌→脂肪堆积→导致肥胖、激素堆积，身体提早发育

"坏脂肪"在体内堆积，会影响身材外貌及身体健康。我们应避免摄入"坏脂肪"，智慧地选择"好脂肪"，这样才能收获健康。

6 锌

锌是对人体非常重要的微量元素，在人体内的微量元素中，含量仅次于铁。不论对于成人，还是对于儿童，锌都非常重要。锌是人体合成细胞膜的必要成分之一，也是合成许多酵素的重要媒介，与身体的免疫力、组织生长息息相关，能帮助皮肤生成、伤口愈合、毛发与指甲生长等。

对儿童而言，锌同时也关系到身体的成长，若成长过程中缺乏锌，会影响身体的营养吸收、内分泌甚至免疫力。实验已经证实，在成长过程中补充锌的儿童成长状态比未补充锌的儿童好。

对成年人而言，锌也关系到生殖情况，男性缺乏锌，会影响前列腺功能与生育能力；女性缺乏锌，则会影响生理期状态。

锌虽然对人体很重要，但是也不能因此过量摄入。过量摄入锌可能会产生毒素，也会干扰体内其他矿物质的摄入与吸收。

建议成年男性每日摄入锌12.5毫克，成年女性每日摄入锌7.5毫克，孕妇每日摄入锌9.5毫克，7~10岁儿童每日摄入锌7毫克，11~13岁男孩每日摄入锌10毫克，11~13岁女孩每日摄入锌9毫克，14~17岁男孩每日摄入锌11.5毫克，14~17岁女孩每日摄入锌8.5毫克。

要摄取营养素，最好的方法便是从天然食物中获得。牡蛎、牛肉含有丰富的锌，鸡肉、麦芽、芝麻、大豆等也都是含有锌的天然食物。

若要补充锌制剂，一定要先请教专业医师，确定体内是否真的缺锌，再依照医师指示的剂量服用。

常见含锌食物　糙米、胚芽米饭、瘦肉、虾仁、牡蛎、蛋黄、黑芝麻、南瓜子。

7 如何为孩子设计营养充足的食谱

了解各种营养素与身体生长的关联后，我们就可以为孩子进行营养食谱的设计，帮助孩子摄取营养。

要先考虑蛋白质、脂肪、碳水化合物这三大营养素是否足够。若连这三大营养素的摄入都不够，其他营养素很容易缺乏。

蛋白质　鱼、蛋、肉、豆类。

脂肪　不刻意摄取脂肪。许多食物本身就含有丰富的油脂，例如牛排、牛奶、坚果等。注意牛奶尽量选择全脂牛奶，更适合成长期的孩子。

碳水化合物　根茎类、全谷类。

或许有人会想："这么多营养怎么一一补充呢?"别担心，每种食物都含有多种营养物质，只要掌握这三大营养素的食物类别，就可以同时补充多种营养。

例如，鱼肉含有蛋白质、钙、铁、锌等；牛排含有脂肪、铁等；糙米、胚芽米含有碳水化合物、B族维生素等；红薯含有碳水化合物、膳食纤维等。建议多摄入粗杂粮，减少精制米面的摄入。

设计食谱时，先从三大营养素入手，再考虑补充维生素、矿物质等营养素。

婴儿时期，要注意查看辅食的成分，注意蛋白质、脂肪、碳水化合物的补充。6个月后开始吃粥了，可以加点碎肉、蛋黄等。建议自己熬粥，吃原貌食物，避免食用速成粥品，尽量少使用调味品。

医师小叮咛

Q：营养餐会不会没什么味道呢？如果想让孩子爱上营养餐，可不可以稍微加一些调味料？

A：适当调味，不矫枉过正，才是最健康的选择。

适当调味是指不过度调味，而非完全不调味，切勿矫枉过正。如过多摄入盐分，不利于身体健康，但若一点盐分也不摄入，也不利于身体健康。

孩子的辅食也是，并不是完全不能添加调味料，而是要加得适量。如婴儿的辅食只加一点点香油是可以的。

若让孩子从小就吃油炸食物对身体不好。油炸会破坏食物的营养成分，如果油的品质不好，丙烯酰胺等致癌物就会产生。

足量摄入三大营养素的建议要严格执行到18岁。有些男孩可能到18岁骨骺还没有闭合，骨龄在16岁以内就还会生长，这时更需要补充营养。

建议的吃饭步骤

在设计食谱时，我们还要了解吃饭步骤对人体的影响，这样才能使食物营养更好地被吸收。

人们往往认为有味道的菜与肉要搭配着没有味道的白米饭一起吃，但是这样的饮食方式往往会让热量高的米饭先行被肠胃吸收。对于肥胖的孩子来说，建议的吃饭顺序是先喝汤，然后吃蔬菜，再吃肉和米饭。这样才能让蔬菜中的营养先行被吸收。

先喝汤、吃蔬菜，让胃先有饱足感，吃热量较高的米饭时就不会吃得那么多，可以有效防止脂肪堆积。

但不建议瘦小的孩子先喝汤，因为他们原本胃口就不好，先喝汤可能就吃不下其他食物了。可以按"蔬菜→肉类→米饭"的顺序，分别吃一口，循环着吃，最后吃水果。

还有一点很重要，就是除了正餐，两餐之间不要让孩子吃零食，只要三餐的营养足够，便足以提供一日所需的营养，额外的零食只会给身体带来负担。

如何计算一日所需热量

　　每个人的年龄、日常活动、基础代谢等不同，所需要的热量就会有所不同。成长中的孩子所需要的热量与成年人是不同的。成长中的孩子体内需要的合成作用大于分解作用，每日所需要的热量比成年人多。如果摄取的热量不足，便会影响孩子的成长。

　　计算一日所需热量前，我们要先了解孩子目前的BMI（身体质量指数，体质指数）及日常活动量。

　　BMI的计算方法是用体重（千克）除以身高（米）的平方。

儿童及青少年 BMI 建议值

年龄	男性				女性			
	消瘦	正常范围	超重	肥胖	消瘦	正常范围	超重	肥胖
	BMI<	BMI 介于	BMI ≥	BMI ≥	BMI<	BMI 介于	BMI ≥	BMI ≥
0.0	11.5	11.5~14.8	14.8	15.8	11.5	11.5~14.7	14.7	15.5
0.5	15.2	15.2~18.9	18.9	19.9	14.6	14.6~18.6	18.6	19.6
1.0	14.8	14.8~18.3	18.3	19.2	14.2	14.2~17.9	17.9	19.0
1.5	14.2	14.2~17.5	17.5	18.5	13.7	13.7~17.2	17.2	18.2
2.0	14.2	14.2~17.4	17.4	18.3	13.7	13.7~17.2	17.2	18.1
2.5	13.9	13.9~17.2	17.2	18.0	13.6	13.6~17.0	17.0	17.9
3.0	13.7	13.7~17.0	17.0	17.8	13.5	13.5~16.9	16.9	17.8
3.5	13.6	13.6~16.8	16.8	17.7	13.3	13.3~16.8	16.8	17.8
4.0	13.4	13.4~16.7	16.7	17.6	13.2	13.2~16.8	16.8	17.9

续表

年龄	男性				女性			
	消瘦	正常范围	超重	肥胖	消瘦	正常范围	超重	肥胖
	BMI<	BMI 介于	BMI ≥	BMI ≥	BMI<	BMI 介于	BMI ≥	BMI ≥
4.5	13.3	13.3~16.7	16.7	17.6	13.1	13.1~16.9	16.9	18.0
5.0	13.3	13.3~16.7	16.7	17.7	13.1	13.1~17.0	17.0	18.1
5.5	13.4	13.4~16.7	16.7	18.0	13.1	13.1~17.0	17.0	18.3
6.0	13.5	13.5~16.9	16.9	18.5	13.1	13.1~17.2	17.2	18.8
6.5	13.6	13.6~17.3	17.3	19.2	13.2	13.2~17.5	17.5	19.2
7.0	13.8	13.8~17.9	17.9	20.3	13.4	13.4~17.7	17.7	19.6
7.5	14.0	14.0~18.6	18.6	21.2	13.7	13.7~18.0	18.0	20.3
8.0	14.1	14.1~19.0	19.0	21.6	13.8	13.8~18.4	18.4	20.7
8.5	14.2	14.2~19.3	19.3	22.0	13.9	13.9~18.8	18.8	21.0
9.0	14.3	14.3~19.5	19.5	22.3	14.0	14.0~19.1	19.1	21.3
9.5	14.4	14.4~19.7	19.7	22.5	14.1	14.1~19.3	19.3	21.6
10	14.5	14.5~20.0	20.0	22.7	14.3	14.3~19.7	19.7	22.0
10.5	14.6	14.6~20.3	20.3	22.9	14.4	14.4~20.1	20.1	22.3
11	14.8	14.8~20.7	20.7	23.2	14.7	14.7~20.5	20.5	22.7
11.5	15.0	15.0~21.0	21.0	23.5	14.9	14.9~20.9	20.9	23.1
12	15.2	15.2~21.3	21.3	23.9	15.2	15.2~21.3	21.3	23.5
12.5	15.4	15.4~21.5	21.5	24.2	15.4	15.4~21.6	21.6	23.9
13	15.7	15.7~21.9	21.9	24.5	15.7	15.7~21.9	21.9	24.3
13.5	16.0	16.0~22.2	22.2	24.8	16.0	16.0~22.2	22.2	24.6

续表

年龄	男性				女性			
	消瘦	正常范围	超重	肥胖	消瘦	正常范围	超重	肥胖
	BMI<	BMI 介于	BMI ≥	BMI ≥	BMI<	BMI 介于	BMI ≥	BMI ≥
14	16.3	16.3~22.5	22.5	25.0	16.3	16.3~22.5	22.5	24.9
14.5	16.6	16.6~22.7	22.7	25.2	16.5	16.5~22.7	22.7	25.1
15	16.9	16.9~22.9	22.9	25.4	16.7	16.7~22.7	22.7	25.2
15.5	17.2	17.2~23.1	23.1	25.5	16.9	16.9~22.7	22.7	25.3
16	17.4	17.4~23.3	23.3	25.6	17.1	17.1~22.7	22.7	25.3
16.5	17.6	17.6~23.4	23.4	25.6	17.2	17.2~22.7	22.7	25.3
17	17.8	17.8~23.5	23.5	25.6	17.3	17.3~22.7	22.7	25.3
17.5	18.0	18.0~23.6	23.6	25.6	17.3	17.3~22.7	22.7	25.3

（参考资料：台湾卫生行政机构，儿童及青少年生长身体质量指数（BMI）建议值，2013.06）

通过观察孩子的日常生活习惯，了解孩子的日常活动是低强度、中强度还是高强度。

儿童运动量参考

婴儿（0~1岁）

每日能趴30分钟，可以抓握、翻身、从翻身到坐着、站立、爬行或行走。

幼儿（1~3岁）

每日活动至少3小时，包含行走、跑步、跳跃等。

学龄前儿童（3～6岁）

低强度、中强度或高强度活动进行3小时以上，例如走路、跑步、骑自行车或三轮车、跳跃、踢球、丢球等。

低强度：指活动可以轻易做到的强度。

中强度：指进行10分钟以上时，可以一边活动一边顺畅对话，但无法唱歌的强度。

高强度：指进行10分钟以上时，无法一边活动一边轻松说话的强度。

学龄儿童与青少年（6～18岁）

每日应进行60分钟以上中高强度的活动，可包含以下3种不同种类的活动。

有氧运动：每周要有3天以上的中高强度有氧运动，如跑步、骑自行车、单脚跳、跳绳、游泳、跳舞、做体操等。

肌力训练：每周要有3天以上的肌力训练，如哑铃训练、弹力带训练，也可通过游戏进行，如进行球类运动、拔河、攀岩等。

骨骼强化训练：每周要有3天以上的骨骼强化训练，项目可结合有氧运动或肌力训练，如跑步、跳绳、打篮球、打网球、做体操等。

接下来就可以综合数据，来推断孩子一日所需的热量大约为多少。下页表格中的热量代表不同种类食物相加的总热量。例如：1～3岁活动量稍低的孩子，每天约需要1150千卡的热量，即需要摄入1.5碗全谷物、杂粮类+1碗糙米饭+0.5碗白米饭+2份豆鱼蛋肉类+2杯乳制品+2份蔬菜+2份水果+4份油脂与坚果种子类。

1～6岁幼儿一日饮食建议量

年龄（岁）		1～3		3～6			
活动量 热量（千卡）		稍低 1150	适度 1350	男孩 稍低 1550	女孩 稍低 1400	男孩 适度 1800	女孩 适度 1650
食物种类	全谷物、杂粮类（碗）	1.5	2	2.5	2	3	3
	未精制粗粮（如糙米饭、全麦食品、燕麦、玉米、红薯等）（碗）	1	1	1.5	1	2	2
	其他（指白米饭、白面条、白面包、馒头等）（碗）	0.5	1	1	1	1	1
	豆鱼蛋肉类（份）	2	3	3	3	4	3
	乳制品（2岁以下不宜饮用低脂或脱脂乳品）（杯）	2	2	2	2	2	2
	蔬菜类（份）	2	2	3	3	3	3
	水果类（份）	2	2	2	2	2	2
	油脂与坚果种子类（份）	4	4	4	4	5	4

（参考资料：台湾卫生行政机构《幼儿期营养手册》）

9 如何选择营养丰富的菜肴

"外食族怎么才能吃得营养呢？"很多人会这样问。在外就餐虽然无法很严谨地计算营养素的量，但可以大概估算。

如果自带饭食，饭盒中富含碳水化合物的米饭占大格，每个小格里有不同的青菜，再配上一块肉，就有了蛋白质与脂肪，这就是基本的营养餐了。

如果到餐厅就餐呢？以牛肉面为例，面条为淀粉类，可以补充碳水化合物，牛肉含有脂肪与蛋白质，但蔬果不够，可以再点一份青菜，这一餐的营养就够了。再比如吃阳春面时，仅有碳水化合物，可以加一颗卤蛋、两块豆腐补充蛋白质与脂肪，再点一份拌时蔬，这样营养就均衡了。

10 转骨汤

转骨汤多为补脾肾的药方，通过中药的调理，可以帮助孩子长得高、长得好。通常男孩11～13岁，女孩10～12岁是服用转骨汤的好时机，但这个年龄段仅为参考，还是要评估实际的生长状况，在男孩睾丸慢慢变大、女孩乳房发育时服用为佳。

以前，环境单纯，污染少，孩子的生理年龄与实际年龄通常一样，将正常发育年龄作为转骨汤的服用时机即可。但现代影响因素较多，很多孩子有性早熟的情况，生理年龄大于实际年龄的情况不在少数。例如，有的女孩10岁第一次来月经，而乳房发育约在第一次来月经之前两年半，也就是说她7岁半时就可以开始喝转骨汤了。要请医师评估孩子的生长状况后再确定转骨汤的服用时机，千万不要听信邻居亲友的建议盲目服用。

中医重视脏腑间的运作与和谐，强调"健脾益气、养血柔肝、补肾填精"。脾胃健康有元气，吸收好，才能长得好；顾好肝养好血，能使女孩月事顺利；男孩补肾，精气充足，能促进骨骼生长。

在服用转骨汤的同时，可以按摩百会、涌泉、足三里、三阴交等穴位，并配合以下六大要点，以加强效果。

六大要点要掌握

1. **早点睡**　每天21:00～22:00入睡，让生长激素在23:00达到最高峰时能顺利分泌。

2. **吃高蛋白食物**　吃豆鱼蛋肉类高蛋白食物。

3. **补钙**　多食用全脂牛奶、小鱼干、海米、黑芝麻、豆腐干、深绿色蔬菜等含钙食物。

4. **补锌**　多食用糙米、胚芽米饭、瘦肉、虾仁、牡蛎、蛋黄、黑芝麻、南瓜子等含锌食物。

5. **远离不健康食物**　远离油炸、高糖、含咖啡因的食物。

6. **规律运动**　每天跳绳至少500下，运动30分钟，日晒15分钟。

按摩四大穴位好处多

1. **百会穴**　位于头部，前发际正中直上5寸处。按摩该穴有安神醒脑、开窍明目、提升阳气的功效。

2. **涌泉穴**　位于足底部，蜷足时足前部凹陷处。按摩该穴有泻热、降火、补肾的功效。

3. **足三里穴**　位于小腿外侧，犊鼻（位于髌骨韧带外侧凹陷中）下3寸处。按摩该穴有调理脾胃、通肠消滞的功效。

4. **三阴交穴**　位于小腿内侧，足内踝尖上3寸，胫骨内侧缘后方。按摩该穴有补脾土、助运化、调月经的功效。

医师小叮咛

转骨汤服用时机问医师，看生长状况最准确

要根据孩子的生长状况，观察睾丸或乳房的发育情况，并且询问专业医师来确定转骨汤的服用时机。

适时关机好好睡，
身体功能好发挥

睡不好，睡得少，
生长激素不分泌，器官不休息，
疲劳累积，成长受阻，
正视睡眠问题，
别在这里前功尽弃。

1 睡眠与生长激素之间的关系

睡眠是人类的基本生理需求之一，人的一生中，约有三分之一的时间用在睡眠上，可见睡眠对于人类生活的重要性。睡眠能让人体获得休息，消除疲惫，与人体的顺利运作息息相关。

充足的睡眠可以让人思维清晰，也可以增强免疫力，使人体远离外在的病菌伤害。人们常说，女人要睡美容觉，这不是空穴来风，充足的睡眠对于延缓身体老化有帮助。

而对于成长期的儿童来说，睡眠是影响生长发育的重要因素之一。成长期的儿童，一天里生长激素的分泌有三大高峰期：一是吃完饭3小时后，也就是最饿的时候；二是运动之后；三是21:00~03:00熟睡时。而睡眠时所分泌的生长激素含量，与前二者相比，是最多的。

各年龄段适合的睡眠量

0～2个月 14～18小时。

3～12个月 12～15小时。

1～3岁 11～14小时。

3～5岁 10～13小时。

5～12岁 9～11小时。

12～18岁 8～10小时。

18岁以上 7～9小时。

睡眠居然可以让人体分泌大量的生长激素，那么是不是只要睡得多，孩子就可以长得高呢？并不是，这其中大有学问。

现代人常有熬夜的习惯，经常熬夜追剧、熬夜打游戏、熬夜读书写作业……人们总想趁假日多睡一些，睡到日上三竿，这样就能睡足8小时，甚至10小时。这样的睡眠习惯会影响成长吗？杨晨医师要告诉你，这样不正确的睡眠习惯往往让孩子错过生长激素分泌的时间。

晚上九点至凌晨三点，人体会分泌生长激素，只有在正确的时间入睡，才不会错过生长激素的分泌。

还有许许多多与睡眠相关的事情，都会影响孩子体内生长激素的分泌。

案例：改善过敏睡得好，小豪成长进步大

　　9岁11个月大的小豪是个瘦小的男孩，来就诊时身高128厘米、体重25千克，身高、体重皆落在生长曲线3%～10%的区间内。经过评估，我们发现小豪营养不均衡且有严重过敏体质，常出现鼻子过敏等症状。因为过敏会影响孩子的深度睡眠，进而造成生长激素分泌不足，所以我们为小豪进行了营养分析及睡眠质量监测。检查后发现，小豪有阻塞型呼吸功能紊乱并且入睡困难，所以转入耳鼻喉科。

　　经医师检查、评估并治疗后，小豪鼻子过敏的状况好转，进而改善了睡眠质量。同时，营养的摄取也在专业营养师介入后趋向均衡。3个月后，小豪生长发育有了变化，身高长了1.7厘米，体重也增加了1.5千克，身高、体重落在生长曲线10%～25%的区间内，真是太好了！

2 睡眠时间和睡眠质量都很重要

现在的孩子课业压力大。许多小学生因为课业繁重，晚上11点过后才睡觉，中学生会睡得更晚，过了12点才睡觉的中学生比比皆是。

我总跟家长和孩子说："请一定要在晚上9点上床，最好在10点前入睡。"在适当的时间入睡，并到达深度睡眠的程度，才能让生长激素更好地分泌，使分泌量达到最大值。

睡眠时间与睡眠质量是成长期的孩子需要关注的两大重点。许多家长看到孩子入睡后，便不会再去观察孩子的睡眠状态，孩子的睡眠质量往往得不到关注。根据需要，有些医师会安排孩子与家长到医院进行睡眠监测。

睡眠监测时，医师会在受测者身上各处贴上监测用的仪器，让受测者在医院睡一晚，通过仪器的感知来监测人体的睡眠状态。但有许多受测者反映，由于换到了陌生的睡眠环境，加上身上贴着许许多多的仪器，连翻身都困难，更不可能好好睡觉。而许多孩子有认床的习惯，一旦换了环境就无法安睡。这导致医院虽然有精准的仪器，却不一定能监测出受测者最真实的睡眠状态。如果是不认床、在任何环境下都能安稳入睡的受测者，推荐去医院监测睡眠。

由于医院中进行睡眠监测的相关医务人员与床位通常并不多，许多需要进行睡眠监测的人往往需要等待许久才能排到监测床位。

目前，新研发的睡眠监测仪变得很轻便，体积小，容易安装，戴在人体上几乎感觉不出来。可以通过申请，将睡眠监测仪带回家在睡眠时使用，仪器会将受测者的睡眠数据回传并且进行分析，得出受测者的睡眠监测报告。

这样的仪器对于需要进行睡眠监测的孩子来说要舒适得多，并且能够提供更真实准确的数据，让我们了解孩子真实的睡眠状况。

通过睡眠监测报告的帮助，我们也得知了孩子的成长与睡眠的关联。以下有几个案例可以分享给大家。

案例1：正常睡觉，精神状态却不好，原来是邻居惹的祸

小美因为进入青春期后身高发育不良而就诊，我们注意到小美的精神状态时常不好，但是询问小美的睡眠时间，并没有发现异样，所以我们安排小美在家佩戴睡眠监测仪，实际观察自己的睡眠状态。

经过一段时间的监测，我们发现，小美在晚上入睡后，到了凌晨二三点，有明显的睡眠被打扰的情况。通过询问家长，我们了解到小美家旁边是一家商店，而这家商店习惯在凌晨二三点时准备开店，隔壁邻居准备开店的声音打扰到小美，她的深度睡眠被打断。

这不仅干扰生长激素的分泌，也使小美白天的精神状态受到影响。

发现原因后，家长通过帮小美换房间，尽量远离隔壁邻居，让小美重新拥有了良好的睡眠。

案例2：改善过敏症状，解决睡不好的问题

小明有过敏体质，从小就有很严重的过敏性鼻炎，时常会有打喷嚏、流鼻涕、鼻塞等症状，季节变换时症状更严重。长期的过敏症状导致小明晚上睡觉时会因为呼吸不顺畅而睡不好，无法熟睡。

小明爸爸发现小明进入发育期后，身材比同龄孩子瘦小，课堂表现也不太好，老师总反映小明在上课时精神状态不佳，容易分心，甚至还打瞌睡。

通过睡眠监测，我们发现，小明因为过敏导致长期睡眠不足。长期睡眠不足影响孩子的生长发育，还会使孩子白天的精神状态受到影响，做事无法集中精神。长期睡眠不足还会使孩子情绪起伏大，容易因为小事而感到愤怒或沮丧。

发现小明是因为过敏而睡不好后，小明爸爸带着小明看了过敏门诊。小明因长期过敏而导致腺样体肥大，因此接受了手术治疗，小明身体过敏的情况得到控制，睡眠状态也得到了很大改善。

小明爸爸说，小明的睡眠变好了，成绩也有了提升，人际关系也处理得比以前要好，生长发育也渐渐追上了同龄人。

睡眠问题不分年龄，是我们必须面对的课题

通过以上案例，我们可以看出影响孩子睡眠质量的因素有很多，不仅要在合适的时间段内睡觉，还要保证睡眠质量。

而睡眠不仅影响生长激素的分泌，还与孩子的精神状态、课业状态、人际状态息息相关。

睡眠对于成人同样非常重要，睡眠不足的课题存在于所有年龄层。从小让孩子养成良好的睡眠习惯，对孩子的一生都有很重要的健康意义。

现代人手机不离身，睡前总要玩手机。各国实验已经证实，电子产品产生的蓝光会影响人的睡眠状态，所以睡前尽量不要使用电子产品。

另外，也要注意，睡前不宜喝太多水。睡前喝太多水，会导致入睡后频繁起床上厕所，造成睡眠不安稳，使睡眠不足。

8

姿势对了，
成长方向就对了

坐下、走路、跑步、躺卧……
坏习惯不断累积，小心腰酸背痛，
还容易长"歪"，
掌握正确姿势，建立好习惯，
养出好体态！

1 儿童骨骼发育过程与钟摆现象

人体生长就像小树苗生长，除了需要营养与正常作息，姿势也很重要。姿势不良，就如同树受到外力压迫，长期下来原本笔直的树干也会变得歪斜。本书第8部分，我们就谈谈姿势给成长期孩子带来的影响，以及不正确的姿势会造成的问题与如何矫正。

人并非一出生就能直立行走，我们的体态会随着骨骼与肌肉的发育逐渐改变。从摇摇晃晃学步到能稳稳地站立、行走、跑跳，这期间我们的体态也在不断变化，所以在了解不良姿势以前，我们要了解儿童骨骼发育的过程，这样才能更清楚地知道在儿童成长的不同阶段，应该注意什么。

胎儿在母体里时，受空间限制，必须蜷缩着身体，所以下半肢会呈现O形；出生后到学步初期，由于腿部肌肉尚未发育完善，无法负荷身体的重量，也会呈现O形腿的状态；到学步后期，肌肉逐渐发达，能承受身体重量，2～3岁时，会呈现X形腿的状态，4岁以后，肌肉发育完善，X形腿会逐渐改善，6～7岁时，腿部可以充分直立。

这样的成长过程，我们称之为儿童骨骼发育的钟摆现象。

有些家长在孩子学步初期，看到孩子O形腿的走路姿势，怀疑孩子生下来就是O形腿，而强制孩子将腿站直，其实在学步初期呈现O形腿状态是正常的，日后腿形会随着成长逐渐改变，家长不用过于担心。

2 驼背

了解了儿童骨骼发育的过程，接下来就正式介绍我们常见的影响成长甚至未来身体健康的不良姿势。这些不良姿势，不仅孩子需要注意，成人也要注意。

由于电脑、电视的使用，人们坐在椅子上的时间比以前要长得多。现在的孩子也是如此，除了上课、写作业坐在桌前，回家后、休闲时，也总是选择坐在桌前使用电脑、看电视，运动量大幅减少，进而使得肌力减退，导致脊背无法保持长时间的挺直状态。

很多人在使用电脑时，往往不会注意到电脑屏幕与桌椅的高度是否恰当。当电脑、手机、平板屏幕过低时，人往往会不自觉地降低脊背高度，变成驼背的姿势。

在读书写作业时，孩子也会因为桌椅高度问题或没有注意坐姿，变成驼背姿势甚至趴在桌子上写字，这样的姿势除了会造成驼背，还会因为眼睛离书本太近而导致近视。

另外，现在的孩子课业繁重，小小的肩膀上往往要背着沉重的书包，长时间背过沉的书包也有可能是造成驼背的原因。长时间驼背，容易引起肩颈腰背酸痛等，甚至引发脊椎疾病，如脊椎侧弯、脊椎滑脱症、强直性脊柱炎等，也可能会导致胸骨凹陷，造成呼吸不顺畅甚至缺氧。

　　家长为孩子选择桌椅时，一定要让孩子亲自试坐，看孩子使用桌椅时高度是否适当、是否能维持正确坐姿。孩子使用电子产品时，家长应提醒孩子注意屏幕的高低远近，让孩子远离错误姿势，也远离近视。

　　同时，家长也要注意孩子的书包是否过沉，以及书包背带支撑力是否得当。

3 翘脚与不良走路姿势

许多成人在坐下时常常会顺势翘起脚，当孩子看到大人的姿态时，就会模仿，因而也会学大人坐下时翘起脚，这样很容易养成翘脚的习惯。

翘脚的坐姿会使半边臀部悬空，只有单边髋骨下方与椅面接触，从而导致身体重心偏向某一边，身体重心前移，背部远离椅背，导致脊椎得不到支撑。

而翘起的脚因髋关节悬空和腿部外侧肌肉过度拉扯，可能会导致关节错位；翘脚时骨盆转动，身体为了保持平衡，会跟着转动，重心偏向一侧，长期下来会造成骨盆错位、脊椎侧弯。

对于尚在成长阶段的孩子而言，翘脚的姿势会使腿部血管与肌肉受到压迫，阻碍血液循环，产生酸麻的现象，影响下半肢的血液供给与肌肉营养的获取。

家长除了要提醒孩子注意坐姿，也要注意自身的习惯，不要因为自己的翘脚习惯而影响孩子。

走路姿势不良

走路的姿势经常会被忽略，大家往往把走路视作很简单、理所当然的事情，却不知道走路姿势也有正确与否。

孩子在成长初期，会因为肌张力不足而呈现O形腿、X形腿的状态，在能平稳行走的阶段，养成正确的走路习惯很重要。

常见的不良行走姿势如下。

1. **内八行走**　脚尖朝内、脚踝朝外、膝盖朝向内侧，行走摇晃，重心偏向内侧。

2. **外八行走**　脚尖过度朝外、脚踝朝内、膝盖朝向外侧，远看有O形腿的倾向。

3. **驼背行走**　走路时背部弯曲，脖子向前伸，重心向前。

4. **挺胸行走**　重心向前，腰部向前挺，脊椎同样朝前倾斜，造成胸部挺出。

5. **膝盖弯曲行走**　迈步时膝盖弯曲，走路时膝盖没有伸直。

6. **倾向一边行走**　可能因为单侧肩膀背东西，造成走路时身体倾向一边。

这些不良姿势其实都可以通过鞋子的磨损程度来察觉。正常行走时，鞋底的磨损程度应该都是相同的；如果姿势不正确，则可能会造成鞋底只有某个特定部分磨损。

如外八行走时，鞋子通常只有外侧磨损；内八行走时，鞋子通常只有内侧磨损；驼背行走时，因为重心在前面，所以会造成鞋底前半部分磨损；膝盖弯曲行走时，容易拖着脚后跟，往往能听到明显的鞋后跟磨地的声音，鞋后跟很容易磨损；如果行走时身体总倾向某一边，则会造成两脚鞋底磨损程度不同。

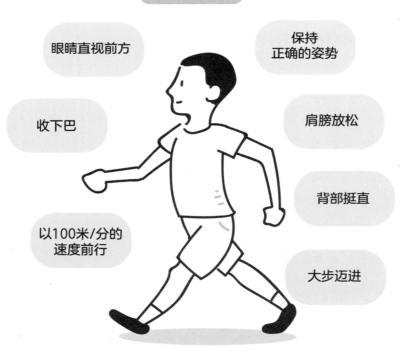

正确行走姿势

眼睛直视前方

保持
正确的姿势

收下巴

肩膀放松

背部挺直

以100米/分的
速度前行

大步迈进

　　不良的走路姿势会造成肌肉的不正常生长，使得体态异常，同时也会造成关节与韧带变形，因关节磨损而导致疼痛甚至难以行走，或出现骨盆倾斜的状况，导致行走时重心不稳，容易跌倒受伤。

　　很多人都以为走路只需要使用膝盖以下的部分，其实这是完全错误的观念，行走时背部要挺直，要使用髋骨、大腿、膝盖至小腿，整个下半身的肌肉。

4 挺肚站姿

许多人看到小孩子挺着圆滚滚的小肚子，摇摇晃晃地行走时，会觉得小孩子十分可爱，但实际上这样的姿势会影响孩子的成长。

挺肚站姿最常发生在1岁后，开始学习站立、行走的幼童身上。这时候，孩子的髋关节、躯干肌肉和神经发育未完全，因此会借骨盆前倾，韧带拉紧，使得腰椎被牵制住，让身体能直立，这样的姿势会让肚子的重心向前，使肚子凸出。

这样的姿势不需要肌肉发力，是一种相对轻松的站姿，但也因为没有肌张力来维持平衡，所以容易因外力碰撞而摔倒，而长时间不使用肌力，会导致肌肉发育不平衡、肌张力不足。

没有肌肉的保护，身体与外力的重量更容易直接压迫骨骼，造成骨骼歪斜生长，导致骨盆前倾，身体重心前移，或脊椎歪斜、侧弯，导致日后神经疼痛或女性子宫后倾等症状。

家长可以通过观察孩子站立时的侧面姿势，看孩子的躯干与各处大关节是否维持在同一直线，以及肚子是否向前挺出，来判断孩子的站姿是否正确。3岁前的孩子由于肌力尚未发育完全，多多少少会出现这样的姿势，但若3岁以后仍旧使用这样的姿势就需要注意了，家长应协助孩子矫正姿势。

5 W 形腿坐姿

W形腿坐姿又被称作鸭子坐，我们常能在刚学会坐或爬的幼童身上看到。幼童的肌肉尚未发育完全，所以会依靠这样的跪坐姿势来维持平衡。这样的姿势并非完全不好，但是如果养成习惯，会导致孩子髋外展肌、股后肌群、内转肌和跟腱承受极大压力，容易使大腿骨

W形腿坐姿

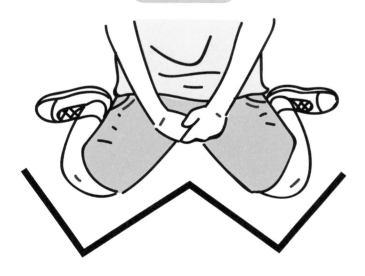

过度内转，导致髋关节脱位，膝关节也随之内转，很容易造成关节脱位，长期下来，可能会导致肌肉无法正常发育。只要能适时调整姿势，就能加以改善。

如果孩子长期无法改变W形腿坐姿，或只要变换姿势便容易跌倒，就有可能是孩子的平衡力或肌张力不足，建议找相关医师进行检查。通过肌力训练、游戏加强肌力，可逐渐改变W形腿坐姿。

6 脊椎侧弯

　　脊椎是人体骨骼中最重要的中轴，与全身上下的神经和肌肉联动，而脊椎侧弯是青少年成长中常遇到的问题。许多人的脊椎多多少少会有些弯曲，弯曲在10度以内不算脊椎侧弯，在20度以内是可以接受的范围，在20～40度则需要定期复查追踪，严重的话建议穿戴背架，在40度以上则建议进行手术治疗。我们前面总提到的脊椎侧弯指的是人的脊椎有侧向弯曲，其形状可能是S形或C形。据统计，每100人中，就有3人有脊椎侧弯的问题，女性先天肌张力小于男性，因此有脊椎侧弯问题的女性多于男性，男女脊椎侧弯比例约为1∶9。此外，脊椎侧弯好发于青春期，若该阶段没有脊椎侧弯的现象，成年后通常不会发生，中老年人的脊椎侧弯属于关节退化，不同于青少年时期的脊椎侧弯。

脊椎侧弯怎么办

　　10度以内　属于正常范围，不算脊椎侧弯。

　　20度以内　轻微脊椎侧弯，在可接受的范围内。

　　20～40度　要定期复查追踪，严重的话需要请医师评估是否需要穿戴背架。

40度以上 属于严重的脊椎侧弯，要请医师评估是否需要手术治疗。

脊椎侧弯分为先天脊椎侧弯与后天脊椎侧弯，先天的脊椎侧弯多与基因有关，而后天形成的脊椎侧弯则多与不良姿势或疾病有关。

上述提及的诸多不良姿势都可能间接地造成脊椎侧弯。

脊椎侧弯会造成颈椎、胸椎、腰椎等牵连的肌肉转向，可能会出现头晕、胸闷、手脚麻等症状，严重者可能出现颈部倾斜、高低肩、骨盆倾斜、肋骨突出等症状，也可能造成胸廓变形，影响心肺功能，甚至压迫神经，出现下肢酸麻、无力等症状。

脊椎侧弯除了对孩子的生理健康产生影响，还会对孩子的心理健康产生影响。

除了通过简单的弯腰触摸检查脊椎的平整度，脊椎侧弯还可以通过X射线检查进行更仔细的检查。

7 乌龟颈

现代人手机不离手，盯着手机屏幕时，人们很容易忽视自身的姿势，走在路上，我们常常能看见有人微微含胸驼背，脖子向前伸长，就像伸长脖子的乌龟，在目不转睛地盯着屏幕看。这种姿势导致颈部无法有效地承托头部的重量，长期下来会造成脊椎变形，从而引起各种相关疾病。乌龟颈就是有代表性的一种颈椎变形。

长期的乌龟颈姿势，会使颈部和肩部肌肉过度拉伸，不仅会引起肌肉疼痛，还可能会导致紧张性头痛和偏头痛。而肌肉长期处于紧绷状态，肩颈疼痛会发展为肌筋膜疼痛综合征。同时，乌龟颈的症状会使颈椎失去支撑，容易导致颈椎关节反复发炎，也会导致椎间盘突出。

乌龟颈症状会影响成长期孩子的脊椎与体态，从而导致身体不适，对成长与健康造成危害。由于初期除了外貌上的微小变化并没有什么明显的症状，乌龟颈很难引起人们的重视，当真正疼痛难忍时，往往情况已经很严重了。当乌龟颈导致头痛，肩膀、胳膊、手部发麻，感觉功能下降，体力下降等症状时，一定要到医院接受检查与治疗。

放松站立时，从侧面看，耳朵应正好在肩膀的正中央之上，若耳朵位置靠前，便要开始注意，若已经有非常明显的乌龟颈外貌特征，则建议到医院进行检查。

乌龟颈症状图

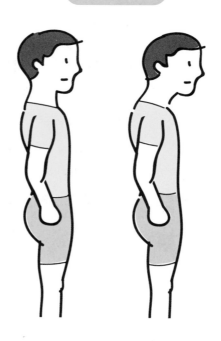

8 骨盆前倾

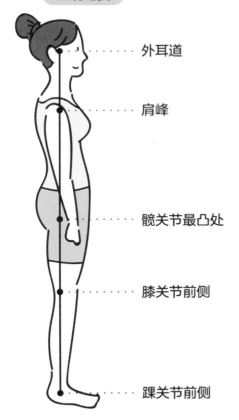

正确站姿

外耳道

肩峰

髋关节最凸处

膝关节前侧

踝关节前侧

在讲述不良姿势时，我们多次提到"骨盆前倾"这一词语，那么骨盆前倾是什么？会造成什么影响呢？

骨盆前倾经常发生在长时间久坐、长期姿势不良的人身上。骨盆是支撑身体的重要部位，长期姿势不良会导致骨盆的受力失衡，进而倾斜。

当人的站立、走路姿势受力不正确，依靠骨盆与韧带，而非自身的肌肉时，因为重量与压力的长期压迫，有可能导致骨盆前倾或骨盆后倾（骨盆后倾多发生于驼背的人身上）。随着现代人久坐问题越来越严重，骨盆前倾也变得常见。

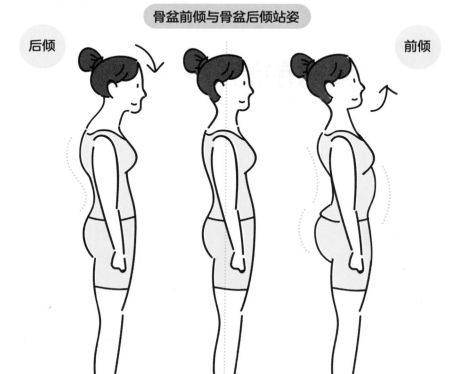

骨盆前倾与骨盆后倾站姿

后倾

前倾

由于肌肉长时间不用力，骨盆前倾可能导致肌力衰退，而骨骼移动会造成脏器移位、小腹凸出，容易导致腰部酸痛，甚至影响下半身的血液循环与新陈代谢，会引发便秘，女性则可能痛经、患子宫疾病等。

正常人身体在放松靠墙时，腰部能平贴在墙面上，而骨盆前倾者腰部会悬空，臀部看起来挺翘而出，这是骨盆移位造成的。

9 扁平足

不知道大家是否观察过他人或自己的脚印是什么模样。足底正常的人，脚印在足弓中间会有明显的凹陷，而有扁平足的人，足弓处则无凹陷，可以看到完整的脚印轮廓。扁平足可以分为功能性扁平足与结构性扁平足两种类型。

功能性扁平足（隐性扁平足）　当足部不受力时，足弓可以呈现弓形状态，但当足部受力时，足弓就会消失。

结构性扁平足　不论足部是否受力，足部皆无足弓。先天性扁平足就是结构性扁平足的一种，成因多与骨骼发育异常有关。

扁平足患者由于足部没有足弓支撑，站立或走路时，脚后跟容易疼痛，很容易为了避免疼痛而使用不正确的姿势，使脊椎压力增大，影响骨骼与肌肉，足关节也容易磨损受伤。

家长可以通过直接观察孩子的脚部，或了解孩子在行走时脚是否容易酸痛等，来判断孩子是否有扁平足。有扁平足的人，要特别注意鞋垫与鞋子的选购。

足弓与脚印图

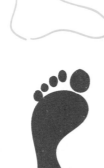

正常足弓

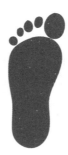

扁平足弓

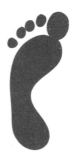

高足弓

Q：如何帮助有扁平足的孩子长高呢?

A：6 岁前有扁平足，通常能恢复，若真的患有扁平足，可以用物理方法辅助治疗，让跳绳、跑步等运动不那么累，并着重在营养、睡眠等其他方面帮助孩子长高。

6 岁前有扁平足，通常随着年龄的增长，可以慢慢恢复正常。若 6 岁以后还有扁平足，代表真的患有扁平足，通常可以借助鞋垫产生"假"足弓，这样跑步、跳绳就不会那么累。此外，建议 6 岁以后再进行跳绳。

10 姿势要正确，先训练肌肉

通过了解不良姿势的形成与影响，我们可以看出，很多时候，不良姿势的形成与肌张力息息相关。我们可以通过运动锻炼核心肌群，促使肌肉生长，以保护骨骼，维持正确的姿势。

例如幼童常常有W形腿坐姿、挺肚站姿，都是由于其腹部、腿部的核心肌群尚未发育完全，这时家长可以通过相关的亲子互动游戏，来训练孩子的核心肌群。而长期驼背会使背部肌肉使用得越来越少，让脊背更无法轻易挺直，这时可以通过相关的肌力训练促进肌肉生长，使得挺直脊背的姿势更轻松，从而慢慢矫正驼背。

儿童也可以进行重量训练

儿童核心训练是什么？我们常听别人说"小孩不能进行重量训练，会长不高"。我们先来了解什么是重量训练。其实真正的重量训练泛指肌力的训练，即让肌肉主动收缩及对抗阻力的训练，包括哑铃训练、弹力带训练等。因此所谓的儿童重量训练就是指儿童的核心训练。专家认为儿童从7~8岁便可以开始经过专业评估，进行个性化的核心训练。

适当的核心训练不但不会影响儿童的发育，反而会增加血液中的胰岛素样生长因子1（IGF-1）及其他生长因子的浓度，让肌肉、骨骼快速生长。之所以有"重量训练会影响身高"一说，其实是担心未成熟的骨骼受损而阻碍生长。但这可能是训练的重量过重或缺乏专业的指导所导致的，而不是核心训练这件事所致。任何运动都有受伤的风险，因此儿童的核心训练要求安全、专业，应符合个性化需求。

挑对项目，适时进行，为成长加分

那么儿童青少年适合进行哪些核心训练呢？背靠瑜伽球，双手拿哑铃交替举高等温和缓慢的核心训练都适合儿童青少年。要注意，这些训练项目都要在专业教练的指导下进行。不建议自行使用健身器材训练。一般每周训练2次，每次10分钟即可。

11 如何养成正确姿势

　　了解了不良姿势及不良姿势的形成原因，接下来我们来了解如何保持正确的姿势。家长除了要从旁观察与提醒，还要以身作则，同时，要提醒孩子正确使用学习、生活用品。此外，孩子每天上课、写作业会使用到的课桌椅，背的书包，甚至鞋子都有讲究。

正确选择桌椅

　　孩子进入小学后，坐在桌子前的时间明显增加了，运动量大幅减少，这时候，如果使用了不合适的桌椅，会使孩子的姿势问题加重，孩子很可能在不知不觉间就形成了不良姿势。

　　学校内的课桌椅虽然无法完全量身定做，但是大多数可以进行高度的调整，找到适合自己的桌椅高度非常重要。

　　孩子坐在椅子上时，脚底要能完全平踏在地面上，坐垫高度要使膝盖能弯成90度角，后背能靠到椅背，并且臀部与脊背呈90度角，坐着时身体贴着椅背，耳后、肩线和背部呈一条直线。而桌面的高度大约在手肘的位置是最合适的。

合适的坐椅能帮助孩子维持正确的坐姿。孩子在写作业时，要注意身体与桌子要有约一个拳头的距离，不能离得太远或太近。有些教室为了容纳更多学生，缩减桌子与桌子间的距离，造成使用者在座位上时，距离桌子太近，这很容易造成乌龟颈。

医师小叮咛

跟我这样"坐"

到底该如何"坐"呢？相信许多人都听过这样一句话："坐如钟，站如松，行如风"。想要"坐"好，要从头部开始。先抬头，双眼直视前方；将身体挺直，肩膀维持水平状态；上半身与大腿垂直，小腿与大腿呈90度向下延伸；最后，将两脚平放在地面上。让位于膝关节后方的肌肉、血管、神经不受压迫，就能"坐"得舒适又正确。

此外，看书要准备书架，以免太长时间低头看书导致肌肉不适；坐的时候要保持在中心点上，尽量不要让身体前倾或后仰；注意不要驼背，肩膀自然下垂；胸部不要贴着桌子，大约有一个拳头的距离即可；椅子要调整到让手肘和桌面一样高，或者比桌子低5厘米；双脚不要悬空，要能平放在地面上，使膝盖自然弯成直角；椅子如果太高，可以加脚踏板。

　　除了注意桌椅，还要注意阅读时的光线是否足够明亮，也不可太过明亮。

　　研究证实，不良坐姿更容易使孩子不舒服，甚至因为压迫肺部使得呼吸不畅，进而影响学习时的专注度。

书包的选择很重要

　　孩子每天上学都需要背书包，里面装着课本、作业本、笔盒等学习用品。

　　现在的孩子课业压力大，家长要特别注意孩子的书包是否有过重的问题，以及书包是否合适，能否帮助孩子平衡肩背的重量，在背书包时也要维持正确的姿势。

　　书包的重量应尽量小于孩子体重的15%，要注意书包里的物品，携带必要的学习用品即可。

　　书包肩带应尽量使用宽型肩带，现在市面上有许多强调可以保护脊椎、减轻肩颈压力的书包，但最重要的还是孩子背书包时的舒适度以及重量平衡。

鞋子与鞋垫的挑选

　　除了书桌与书包，鞋子也是每天必不可少且十分重要的东西。

　　由于孩子处于发育阶段，保持平稳，维持正确的行走姿势很重要，穿鞋底较硬且坚固的鞋子，能使孩子行走时更加平稳，防止跌倒、扭伤等意外。

在选购鞋子时，应注意鞋子的大小，脚部中指顶到最顶端后，脚后跟与鞋后跟空出大约能容纳一根手指的距离就为合适，小于能容纳一根手指的距离则代表鞋子尺寸小了，大于能容纳一根手指的距离则代表鞋子尺寸大了。穿太大或太小的鞋子行走都会感到不适，也可能让孩子形成不正确的走路姿势。

选鞋子时也有一些小技巧，例如试穿鞋子时，要穿着袜子试穿，这样选出的尺寸才是最准确的；在试穿时一定要穿着鞋子实际走动，以确认鞋子在走动时是否舒适、是否磨脚。建议傍晚时试穿鞋子，因为到了傍晚脚会膨胀，此时能穿得下的鞋子，任何时候都能穿得下。

而鞋子材质软硬是否适中以及鞋子是否透气，也需要亲身试穿，才能判断。

有扁平足的人可以选择专门的鞋子、鞋垫，以减轻行走时的负担。

12 矫正不良姿势

　　面对已经形成的不良姿势及其影响，我们可以通过一些矫正方式来进行改善。以下介绍骨盆前倾、内八足、脊椎侧弯及驼背的一些矫正方式。但是如果问题太严重，建议到医院进行相关检查与治疗。

骨盆前倾姿势矫正

　　青少年尤其是肥胖者，容易因脊椎与肌肉较软，形成肚子前倾、臀部后翘的样子，这就是骨盆前倾。等慢慢长大，肌肉强壮到能够支撑脊椎，自然就改善了。成人的骨骼、肌肉都已发育完善，通常不会有这种问题。

　　骨盆长时间前倾会使人姿势怪异，走路、跑步容易跌倒。如果家长发现孩子肚子特别大，走路、跑步容易跌倒，就需要带孩子就医。

　　治疗重点在于调整姿势。6～18岁的孩子可以每天跳绳500下，跳绳时要抬头挺胸，6岁以下的孩子不宜跳绳。骨盆前倾的孩子可以进行贴墙壁运动：立正站好，缩小腹贴墙壁，做任何有助于伸展的运动，每天1次，站立或伸展3～5分钟，训练核心肌群。

内八足姿势矫正

内八足姿势大多是扁平足引起的，因为脚没有足弓，无法维持平衡，很容易摔倒，需要靠大拇指着力，各项运动都会受到限制。先天性扁平足并不多见，6岁前有扁平足，通常随着年龄的增长，可以慢慢恢复正常。如果有轻微的内八足姿势，只要不影响生活就无须就医。

如果没有足弓，可以使用扁平足专用鞋垫。如果走路经常跌倒，建议去复健科评估是不是真正的内八足，是否要穿矫正鞋或做其他物理治疗。

脊椎侧弯姿势矫正

青春期时骨骼快速发育，肌肉的生长速度却跟不上，肌肉无法支撑脊椎，脊椎因此成了S形，大部分脊椎侧弯都是这样造成的。正因如此，青少年才要补充足够的蛋白质和钙，促进骨骼与肌肉协调生长。青少年还要勤做拉伸，使骨骼和肌肉都强壮。脊椎侧弯在20度以内无须穿戴背架，只要使用上述方法就好。

通常站直看背部就可以判断脊椎是否侧弯，弯腰看会更明显。可以取站立姿势，双臂伸直自然下垂，做弯腰低头的姿势，请亲友查看背部来判断。学校的健康体检也会进行该项检查，也可通过X射线检查来进行评估。

驼背姿势矫正

驼背和脊椎侧弯不同，驼背者不一定脊椎侧弯，脊椎侧弯者也不一定驼背。驼背的主要原因是患有肌少症或骨质疏松。

儿童青少年姿势不良时也会驼背。尤其是写作业时，不少儿童青少年往往弓着背，整个人歪七扭八的。但因为他们不像老年人患有骨质疏松，往往检查不出太大的问题，让其挺直背仍能挺得很好。

此外，驼背与脊椎侧弯、内八足、骨盆前倾不太一样，对儿童青少年来说是习惯而不是疾病，只是单纯姿势不良，靠家长提醒即可。

后记

培养孩子的自信最重要，不管高矮胖瘦都是最棒的孩子

担任小儿成长科医师多年，我见过无数家长与孩子在成长的路上苦苦努力，很多人因为错误的认知或观念，错失了孩子仅有一次的宝贵的成长机会。

我愿意著书立说，就是希望正确的观念能够广为人知，让孩子成长不落后，好好地长大。

亚洲国家与欧美国家的饮食、生活习惯截然不同，而大家了解的不少营养与成长观念都来自欧美，我更专注于结合亚洲的真实现状，让家长能更接地气地了解孩子的成长。

面对少子化、老龄化的现状，大家在呼吁完善老年照护的同时，我也希望大家能重视"世代优生"的观念。

面对少子化的现状，孩子的成长与教育更应该被重视，只有拥有健康的身体与正确的观念，才能面对未来的瞬息万变，减少中老年时会面临的病痛。

本书涉及很多内容。从新生命诞生前，到孩子出生之后，再到孩子的黄金发育期需要重点关注的有关生长发育的问题文中都有涉及。我希望这是一本完整的，浅显易懂的，不只让家长，也能让孩子自己阅读的有助于成长的健康类的书。

在坐诊时，我时常会听到家长紧张地说："孩子太矮了，以后就

业会受到阻碍""孩子太矮了，日后人际交往上会有所限制"。也有孩子难过地说："我的身高让我在面对同学时没有自信。"我了解家长与孩子的担忧。在与家长、孩子一同成长的路上，我希望每个孩子不要因为身高与外貌的限制而失去了自信微笑的能力。

每个人都是不一样的个体，外貌全然不同，各有特色，却一样珍贵。我希望能给家长与孩子带来正确的成长观念，让孩子勇敢面对自己，找到自信的笑容。

"每一个生命的珍贵价值，永远不在于外貌，而是自信。"

我是杨晨医师，希望能与你们一起成长。

附件一
宝贝的成长记录

　　孩子的身高、体重要定期持续地追踪。病理性的判断标准为，1年长高不足4厘米。为保险起见，我通常将标准设为5厘米。1年长高不足5厘米，就需要留意了。同时，体重变化也要一起追踪，以便判断体重与身高的比例是否相符。记录完数值后，可以在第26～29页实际画曲线，看是否偏离轨道或有异常。

姓名：

性别：

出生日期：_____年____月____日

宝贝画像

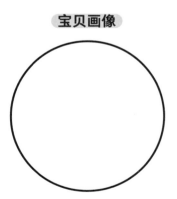

身高与体重记录表

测量日期	身高（厘米）	体重（千克）
年　　月　　日		
	与上次相差	与上次相差
年　　月　　日		
	与上次相差	与上次相差
年　　月　　日		
	与上次相差	与上次相差
年　　月　　日		
	与上次相差	与上次相差
年　　月　　日		
	与上次相差	与上次相差
年　　月　　日		
	与上次相差	与上次相差
年　　月　　日		
	与上次相差	与上次相差
年　　月　　日		
	与上次相差	与上次相差
年　　月　　日		
	与上次相差	与上次相差
年　　月　　日		
	与上次相差	与上次相差
年　　月　　日		
	与上次相差	与上次相差
年　　月　　日		
	与上次相差	与上次相差

附件二
宝贝的运动记录

要养成运动的好习惯，还要将运动记录下来。可查看第158页的"儿童运动量参考"，进行运动项目的选择。过一段时间后再看记录表，会发现原来不知不觉中，竟然坚持进行了这么长时间的运动。规律运动，相信身体一定会有所改变！

日期	运动项目	运动时长（分）
年 月 日		
年 月 日		
年 月 日		
年 月 日		
年 月 日		
年 月 日		
年 月 日		
年 月 日		
年 月 日		
年 月 日		
年 月 日		
年 月 日		

参考资料

1. Guthold R, Stevens G A, Riley L M, et al. Global trends in insufficient physical activity among adolescents: a pooled analysis of 298 population-based surveys with 1.6 million participants [J]. The Lancet Child & Adolescent Health, 2020, 4(1):23-35.

2. 台湾卫生行政机构. 食物代换表，2019.05.

3. 爱群儿童成长诊所. 儿童性早熟卫教手册.

4. 台湾卫生行政机构. 儿童及青少年生长身体质量指数（BMI）建议值，2013.06.

5. 台湾卫生行政机构. 幼儿期营养手册.

6. Heho健康. 青少年成长期最容易出现"脊椎侧弯"！在黄金矫正期有机会痊愈吗.

7. 台湾家庭医学医学会. 脊椎侧弯之诊断与治疗.

8. Greulich W W, Pyle S I. Radiographic atlas of skeletal development of the hand and wrist [M]. Stanford, CA: Stanford University Press, 1959.

图书在版编目（CIP）数据

赢在发育期：孩子不肥胖、个子高、体态好 / 杨晨

著 . —北京：中国轻工业出版社，2024.5

ISBN 978-7-5184-4604-9

Ⅰ.①赢… Ⅱ.①杨… Ⅲ.①少年儿童—生长发育

Ⅳ.①R179

中国国家版本馆 CIP 数据核字（2024）第 037233 号

责任编辑：程　莹　　　责任终审：腾炎福　　　　　设计制作：锋尚设计

策划编辑：程　莹　　　责任校对：郑佳悦　晋　洁　　责任监印：张京华

出版发行：中国轻工业出版社（北京鲁谷东街5号，邮编：100040）

印　　刷：艺堂印刷（天津）有限公司

经　　销：各地新华书店

版　　次：2024年5月第1版第1次印刷

开　　本：710×1000　1/16　印张：13

字　　数：220千字

书　　号：ISBN 978-7-5184-4604-9　定价：49.80元

邮购电话：010-85119873

发行电话：010-85119832　010-85119912

网　　址：http://www.chlip.com.cn

Email：club@chlip.com.cn

230778S3X101ZYW